Boris Pfeiffer

Baby im Bauch?

Boris Pfeiffer, geboren 1964, schlägt nach seiner Buchhandelslehre eine Laufbahn als Autor und Regisseur für das Gripstheater in Berlin ein und verfasst diverse TV-Drehbücher. In Zusammenarbeit mit Felix Huby schreibt er basierend auf der im Ravensburger Buchverlag erschienenen Romanvorlage von Morton Rhue das Drehbuch für das Theaterstück »Ich knall euch ab«. Nach einigen Veröffentlichungen im Kinderbuchbereich ist »Baby im Bauch?« der erste Jugendroman des Autors.

Boris Pfeiffer

Baby im Bauch?

Ravensburger Buchverlag

Als Ravensburger Taschenbuch
Band 58231
erschienen 2006

Umschlaggestaltung:
Dirk Lieb unter Verwendung eines Fotos
von Digital Vision, getty images

Lektorat: Petra Deistler-Kaufmann

Printed in Germany

1 2 3 4 5 10 09 08 07 06

ISBN 3-473-58231-X

www.ravensburger.de

Januar

Blauer Strich

Nein. Das glaube ich nicht. Nein, nein, nein!

Ich könnte schon wieder heulen.

Mama, hilf mir! Aber was wird sie sagen? Und Kai? Seine Eltern? Alle werden mich anglotzen. Mama dreht durch, wenn sie das mitkriegt.

Zum Glück ist sie zur Arbeit. Ich bin alleine in der Wohnung. Ich sitze im Bad auf dem Wannenrand, die Schachtel von dem Teststreifen in der Hand und starre auf den Boden. Unser Badezimmerboden ist aus Zement mit so kleinen eingestreuten, bunten Körnern drin. Als ob jemand die Teilchen aus einem Kaleidoskop ausgestreut hätte.

Auf keinen Fall kann ich es Mama sagen. Ihr nicht und auch sonst niemandem. Das geht einfach nicht.

Hilfe!

Aus dem Muster im Boden taucht der Fisch auf. Das ist immer so, wenn ich auf den Boden sehe. Nach einer Weile erkenne ich darin Bilder.

Der Fisch mit den großen, traurigen Augen. Er schwimmt auf eine Sonne zu, die aussieht wie eine krakelige Zeichnung von einem Kind. Ein verwackelter Kreis, von dem vier Sonnenstrahlen abgehen. Darunter ist ein kleiner Hund. Es ist das letzte Bild, das ich entdeckt habe. Er sieht aus wie ein sehr süßer Schnauzer. Weiter zur Badewanne steht die Tänzerin. Sie ist groß und schlank, hebt die Arme über den Kopf und hat ein wehendes Tuch um die Hüften. Manchmal stelle ich mir vor, ich tanze mit ihr. Zwei Schritte, Drehung, Schultern rückwärts kreisen, noch mal zwei schnelle Schritte und ein Batément mit rechts. Manchmal rede ich auch mit den Bildern. Einmal, als ich wütend auf Mama war, habe ich im Bad geheult und alles der Tänzerin erzählt. Wenn ich jetzt daran denke, komme ich mir vor wie ein superidiotisches, kleines Mädchen.

Noch nie ist ein Bild wieder verschwunden, nachdem ich es erst einmal entdeckt hatte.

So wie jetzt der blaue Strich im Kontrollfenster.

Ich habe heute Früh extra den teuersten Test genommen. Angeblich sind die Streifen genauer und man kann damit schon kurz nach der Empfängnis sehen, ob es überhaupt eine Empfängnis war.

Ich hatte riesige Angst. Mama hat es gespürt und sich sofort gewundert, dass ich beim Frühstück das Radio nicht angemacht habe. »Nanu, keine Musik heute? Ist irgendwas? Ihr schreibt doch keine Arbeit? Janna?«

Mir wurde richtig mulmig. Ich hatte es mir ganz einfach vorgestellt: Ich gehe in die Apotheke, hol mir den Streifen, mache den Test und hasta la vista, Baby. Dass Mama mir was anmerken könnte, darauf bin ich echt nicht gekommen.

Ich hab versucht, sie anzulächeln. »Nee, wieso? Was soll denn sein? Alles in Butter, Mutter!«

Sie mag es nicht, wenn ich reime. Außer manchmal, dann lacht sie. Aber das ist selten. Ich find's cool. Kai und ich haben immer zusammen gereimt. Manchmal haben wir uns fast im Rap unterhalten. Das war so unser Spiel. Na ja. Wenigstens hat Mama danach nicht mehr weiter gefragt. Sie musste sowieso zur Arbeit. Sie geht immer etwas vor mir aus der Wohnung. Mama ist nämlich eine echte Pünktlichkeitsfanatikerin.

Auf dem Weg zur Apotheke kam mir die Stadt viel größer und grauer vor als sonst. Alles um mich rum war riesig und viel zu hoch. Ich hätte echt meinen Discman gebraucht. Aber der ist immer noch bei Kai. Seit Monaten schon. Angeblich will er mir ein paar Lieder brennen, die wir oft zusammen gehört haben und mir die CD dann mit dem Discman zusammen geben. Was ja, logisch gesehen, auch Blödsinn ist. Er will einfach irgendwas von mir bei sich haben. Dabei hätte ich heute Früh echt gerne »Beautiful« gehört. Oder »Son of a preacher man«, davon krieg' ich gute Laune. Und die hatte ich nötig.

Berlin ist eigentlich 'ne richtig geile Stadt. Gewimmel, Gewusel, alte Häuser, neue Häuser, versiffte U-Bahn-Eingänge, Typen in piekfeinen Anzügen, hunderte von kleinen Parks, tausende von Hunden, die ihre Frauchen und Herrchen hinter sich herschleppen und die Parks tagtäglich zuscheißen, Plakate, die in der Nacht über die abgefetzten Teile der letzten Wochen geklebt werden, Musik, Bars, schräge Läden, Döner, Bäume in jeder Straße.

Eine gute Stadt, wenn du gut drauf bist und nicht irgendwas Ätzendes vorhast.

Und alleine auf dem Weg in die Apotheke zu sein, um dir einen Schwangerschaftstest zu kaufen, ist total ätzend. Der Bürgersteig kam mir vor wie eine zähe Masse, in der ich Schritt für Schritt versank. Der Himmel war grau. Und die Häuser sahen aus, als beugten sie sich drohend über mich und würden mich mit ihren dunklen Fensterhöhlen auslachen.

Die Apothekerin hat versucht, mich nicht neugierig anzusehen. Ich habe trotzdem gemerkt, dass sie sich so ihre Gedanken gemacht hat. Sie hat wahnsinnig sachlich getan hinter ihrer schicken Brille. Dabei war sie gar nicht viel älter als ich. Höchstens Mitte zwanzig. Aber dafür extrem langsam. Ich hatte mir den richtigen Test schon rausgesucht und sie fing an und wollte mich beraten. Welche Tests sie dahätte, zu welchem Preis und welche Unterschiede es gäbe. Voll albtraummäßig! Konnte die sich nicht vorstellen, dass ich das Ding nur einpacken und damit so schnell wie möglich weg wollte? Am liebsten hätte sie mir auch noch Schritt für Schritt erklärt, was ich zu Hause mit dem Test machen sollte. Aber ich habe nur »Nein danke« gemurmelt und bin abgehauen.

Ich hatte es eilig. Ich hielt die Tüte mit dem Test an mich gepresst, als wollte sie mir jemand wegnehmen. Das Mädchen mit den grünen Augen, den langen dunklen Haaren und den vielen blassen Sommersprossen im Gesicht, das heute Morgen wie ein verheulter Wirbelwind aus der Apotheke am Kleistpark auf die Straße gerast ist, das war ich. Ich glaube, ich war echt völlig verwirrt. Fast wäre ich noch gegen einen Laternenpfahl gerannt. Echt total daneben. Ich schoss aus der elektrischen Schiebetür und rannte genau auf die Laterne zu. Dann sah ich den Pfahl plötzlich wie aus dem Nichts auf mich zukommen. Erst im letzten Moment bin ich ausgewichen und quer über die Straße.

Hey, Leute, wisst ihr, was das heißt, Empfängnis? Das ist das Gefängnis, in dem ich hier sitze und Blut und Wasser schwitze und denke und denke, aber es kommt nix dabei raus, totales Aus. Meine Augen sehen immer nur die Schachtel und auf der kann man lesen: nicht schwanger, Streifen nicht verfärbt! Streifen blau – dann weißt du genau: hohes HCG, das ist Humanes Choriongonadotropin, und das heißt auf Deutsch, in dir drin, in deinem Bauch, wächst ein Kind. Und das meint leider klipp und klar, da ist ein Kind, wo vorher keins war.

Ich habe nicht mal gewusst, dass es ein Schwangerschaftshormon gibt. Vielleicht haben wir es ja mal in der Schule durchgenommen und ich habe es wieder vergessen.

Wenn man es auf der Packung liest, klingt es ja noch ganz einfach: Sie müssen lediglich das Teststäbchen in den Urin halten. Verfärbt sich der Streifen im dazugehörigen Fenster blau, sind Sie höchstwahrscheinlich schwanger.

Warum steht das da einfach so schwarz auf weiß, aber mein Herz tickt wie eine Bombe?

Warum kann ich das nicht locker sehen?

Höchstwahrscheinlich, weil ich gerade festgestellt habe, dass ich schwanger bin.

Höchstwahrscheinlich, weil es *mein* blauer Strich ist.

Ich weiß überhaupt nicht, wie das passiert sein soll. Was ist das überhaupt für ein blödes Wort. *Passiert, püriert und angeschmiert.* Ausgerechnet mir. Voll ungerecht. Kai und ich sind gar nicht mehr richtig zusammen. Und als wir noch ein richtiges Paar waren, ist auch nie was passiert. Dabei haben wir echt nicht auf megakeusch gemacht.

Oh, Kai! Vielleicht liebe ich dich ja deswegen nicht mehr so. Du wolltest einfach zu viel von mir. Du hast einfach total geklettet.

Ohne den Test hätte ich es, ehrlich gesagt, gar nicht bemerkt. Nicht körperlich jedenfalls. Mir ist nicht dauernd schlecht oder so. Ich fühle mich überhaupt nicht schwanger. Ich habe keinen Heißhunger auf saure Gurken. Ich habe nur meine Periode nicht bekommen. Sicher auch, weil ich nicht die superregelmäßige Periode habe. Kurz nach Heiligabend hätte sie kommen müssen. So genau habe ich eben nicht darauf geachtet. Gizem und ich waren jeden Tag unterwegs. Es war Weihnachten. Wir hatten Ferien. Wir waren am Ku'damm, in Mitte, im Kino, beim Tanzen, in ein paar neuen Cafés. Gizem ist meine beste Freundin. Wir gehen in dieselbe Klasse. Wenn ich ihr das erzähle, glaubt sie wahrscheinlich, ich will sie verarschen. Gizem macht sich immer sofort um alles tausend Gedanken. Ich bin spontaner als sie. Sie hat dafür mehr die Übersicht. Bestimmt will sie wissen, warum ich es erst jetzt bemerkt habe.

Es ist halt schon Mitte Januar.

Warum wohl? Ich hab den Gedanken eben beiseite geschoben. Heute Morgen dachte ich ja auch noch, ich hole den Test nur, um mich zu beruhigen. Dass ich schwanger sein könnte, habe ich nicht gedacht. Nicht wirklich. Ich wollte nur sicher sein, dass alles in Ordnung ist. Ich wollte einfach die ersten beiden Stunden schwänzen, den Test machen, in die Schule gehen, und vielleicht hätte ich Gizem gesagt: *Hey Gizem! Ich bin übrigens nicht schwanger, ich hab einen Test gemacht, nur mal so, um zu wissen, wie das geht und weil meine Periode irgendwie nicht kam. Da ist so ein Kontrollfenster in dem Teststreifen. Aber nicht verfärbt, nicht schwanger. Alles klar, wunderbar.*

Gizem hätte dann natürlich gewusst, was los ist, aber es wär ja alles nicht so schlimm gewesen.

Am liebsten würde ich zu Hause bleiben und mich im Bett verkriechen. Unter die Decke, Augen zu und an nichts mehr denken. Oder mir das Baby aus dem Bauch heulen. Ich will einschlafen. Und wenn ich wieder aufwache, war alles nur ein schrecklicher Traum.

Mama, was sage ich denn jetzt Kai? Wie hast du das denn gemacht, als du meinem Vater gesagt hast, dass du schwanger bist?

Und wenn ich einfach mit niemandem darüber rede?

Ich muss zur Schule. Wenn ich nicht auftauche, gibt es die Seuche. Die dritte Stunde haben wir bei Frau Wimmer, unserer Klassenlehrerin.

Ich sehe auf meine Armbanduhr. Mama hat sie bekommen, als sie irgendeine Zeitung abonniert hat. Ich mag sie, weil sie keine Zahlen auf dem Zifferblatt hat, sondern rote und blaue Striche. Blaue Striche. Klar, an was ich jetzt denke. Und dabei habe ich die Uhr so geliebt! Es war gar nicht so leicht, sie Mama abzuluchsen. Ich mag Sachen, die klar und einfach sind. So ziehe ich mich auch an. Schwarze T-Shirts und Cargos, die am Hintern schön eng sitzen. Jetzt im Winter natürlich nicht. Im Moment habe ich dauernd meine Bootcut-Jeans an. Gizem und ich haben sie uns neulich zusammen gekauft. Trotzdem meint Mama, ich sei kompliziert. Dauernd will sie irgendwelche Abmachungen treffen oder schlägt kleine Geschäfte vor. Das nervt mich. Zum Beispiel wollte sie mir die Uhr erst geben, wenn ich dafür regelmäßig die Stellenanzeigen in der Zeitung lese. Kein Witz. Ich hab zuerst gar nicht kapiert, was das soll. Erst später. Sie wollte, dass ich mich endlich um »meine berufliche Zukunft« kümmere. Das finde *ich* umständlich. Ich wette, ich finde auch ohne hundert Jahre Anzeigen in der Zeitung anzugucken einen Beruf.

Der blaue Strich schiebt sich in meinen Kopf wie ein Speer.

Schwanger.

Ich muss los. Ich seh mich im Spiegel an. Keiner darf merken, dass ich geheult habe. Aber wenn ich mich jetzt schminke und dann wieder heulen muss, sehen es alle sofort. Nichts ist verräterischer als zerlaufene Wimperntusche! Ich spritze mir kaltes Wasser ins Gesicht. Die Haare lasse ich offen. Wenn ich nicht pünktlich zur dritten Stunde in der Schule bin, bekomme ich Ärger. Frau Wimmer hat neulich mitgekriegt, dass Gizem und ich statt in Mathe beim Shoppen waren. Sie hat deswegen Mama angerufen. Die ist natürlich total ausgerastet. Besonders jetzt, weil es mein letztes Jahr ist.

Ich stehe nicht gut. Ich bin bisher immer so durchgerutscht. Nicht besonders schlecht, aber auch nie sehr gut. Ich kann nicht nur Schule im Kopf haben. Schule ist nicht das Schrecklichste, aber die meiste Zeit weiß ich einfach nicht, was ich da soll. Außerdem ist unsere Schule hässlich. Lange Gänge mit riesigen, zerschrammten Fenstern, neben denen man sich nur winzig fühlt. Am schlimmsten sind die Kleiderhakenkilometer. Sie sehen aus wie an die Wand genagelte Skelette von Tieren. Dazu im Winter der Geruch nach feuchten Jacken, Schulranzen und aufgeweichten Pausenbroten. Und dann die Kids aus den unteren Klassen. Voll nervig! In den Pausen auf dem Hof kreischen sie die ganze Zeit herum wie am Spieß.

Ich möchte später mal was mit Tanzen machen. Tänzerin werden. Obwohl ich dafür etwas zu groß bin. Ich würde auch erst mal in der zweiten Reihe tanzen. Ich bin gut, wenn ich mit anderen zusammen tanze. Ich kann mir ziemlich gut Choreografien merken und hab keine Angst, mich zu bewegen. Mir stehen auch abgedrehte Kostüme. Ich wär echt eine super Videoclipdancerin. Mindestens Tanzlehrerin will ich werden.

Was soll ich mit einem Kind? Mit Windeln und Schnullern und einem Kinderwagen mit bunten Rasseln an Plastikketten?

Hör auf, Janna!

In der Küche packe ich das Testding und alles, was dazugehört, in altes Zeitungspapier. Streifen, Packung, Quittung. Wenn Mama was davon findet, ist hier die Hölle los.

Ich kenne Mama. Sie schlägt mich nicht. Sie wühlt auch

nicht in meinen Sachen rum. Aber sie wäre total enttäuscht. Ich will sie nicht sagen hören: *Wie hast du das denn angestellt? Hast du denn nicht verhütet? Wenn du wie eine Erwachsene leben willst, dann benimm dich gefälligst auch so. Dann mach dir vorher bewusst, was du tust. Das kommt jetzt davon! Da bist du doch wohl selber schuld! Jetzt heul doch nicht! Wenn du nur einen Funken Verstand hättest, dann wäre das doch gar nicht passiert. Denk doch mal an später. Was soll bloß aus dir werden?*

Ich werde das Päckchen mit runternehmen und draußen wegschmeißen.

Kai

Mama und ich wohnen im dritten Stock in einer Altbauwohnung. Die Wohnung hat zwei Eingänge. Vorne den großen, und hinten führt eine kleine Tür aus der Küche in ein enges Treppenhaus. Von hier kommt man über eine schmale Treppe runter in den Hof. Und zu den Mülltonnen.

Ich habe Glück. Niemand kommt mir entgegen und ich schaffe es unbemerkt bis an die Hoftür.

Das Päckchen steckt sicher unter meinem Mantel. Ich spähe hinaus. Hinter dem halbblinden, kleinen Fenster liegt der Hof im Januarlicht. Es ist grau und trübe. Mitten im Hof wächst unsere Kastanie. Als ich klein war, habe ich mir überlegt, dass ich aus dem Fenster springen und in die Kastanie klettern würde, wenn es in unserer Wohnung brennt.

Der Hof ist leer.

Leise ziehe ich die Tür auf. Dann renne ich auf die Mülltonnen zu. Die ersten drei sind nur für Pappe und Papier. In die kommt es nicht. Hier guckt der Hausmeister manchmal nach, ob auch wirklich nur Papier drin ist. Dann kommt eine für Biomüll. Und dann die normalen Tonnen. Ich hebe den ersten Deckel an und ziehe das Päckchen unter dem Mantel hervor.

Aus der Tonne schlägt mir fauliger Geruch entgegen.

Plötzlich wird mir schlecht. Ich krümme mich zusammen. Keine Ahnung, was mit mir los ist, aber auf keinen Fall werde ich das Ding hier reinwerfen. Das schaffe ich einfach nicht. Der Gestank ist zu krank. Ich geh einen Schritt zurück und hole tief Luft.

Das Päckchen! Es wiegt mindestens zehn Kilo. Unentschlossen stopfe ich es in meine Schultasche. Ich könnte zurück in die Wohnung gehen und es unter meinem Bett verstecken. Und wenn Mama auf die Idee kommt, da staubzusaugen? Außerdem brauche ich es nicht mehr. Ich bringe es in den Keller. Mama geht nie in den Keller! Aber wenn? Alles Quatsch. Ich muss es wegwerfen. Aber nicht hier. Wenn ich die Mülltonne noch mal aufmache, muss ich mich übergeben.

Ich drehe mich um und renne aus dem Hof, durch das Treppenhaus, auf die Straße. Dort gibt es tausend Mülleimer. Ich laufe zum ersten an der Ecke. Warum ist er nur so knallorange und leuchtet durch die ganze Stadt? Jetzt guckt garantiert jeder zu mir rüber, wie ich hektisch versuche, das Päckchen durch die viel zu kleine Öffnung zu stopfen. Aber es passt. Endlich. Ich habe es geschafft. Ich bin es los. Und gleichzeitig fühle ich mich so, als ob ich mein Kind wegwerfe.

Mein Kind?

Janna, bist du bescheuert?

Es ist nur ein Plastikding mit ein paar Hormonen von mir drauf, das ich da wegschmeiße. Trotzdem komme ich mir vor, als ob ich was total Verbotenes getan hätte!

Eigentlich wollte ich an dem Tag gar nicht mit Kai schlafen. Das Kribbeln im Bauch war bei mir schon eine Weile weg. Ich hatte ihn mindestens eine Woche nicht mehr angerufen und gedacht, dass er sich dann auch nicht mehr meldet. Aber so einfach war das nicht. Nach der Schule wartete er an der Bushaltestelle auf mich und wollte wissen, ob ich mit zu ihm komme.

»Hi, Janna! Ich hab mir überlegt, ich koch uns was. Meine Eltern sind nicht da.«

Er hatte sich gerade die Haare ganz kurz geschnitten und sah ziemlich süß aus mit seiner Mütze darüber. So ein bisschen Mitleid erweckend eben, wie ein frisch gebadeter Straßenköter. Kai hat große graublaue Augen und weit geschwungene Lippen. Damals trug er immer eine Mütze, egal, wie heiß oder kalt es draußen war und machte auf Usher. An dem Tag hatte er seine Mütze mit den roten und schwarzen Flammen auf.

»Hey Janna, just wanna see you smile, how can I ease the pain you feel, what can I do to take the tears away? Baby talk to me!« Er grinste. »Wenn du willst«, schlug er vor, »gehen wir zusammen einkaufen. Du kannst dir aussuchen, was du willst, und ich koche. Und dann mache ich einen Bananenquark.«

Kai kocht gerne für mich. Und ziemlich gut. Er liest sogar Kochbücher. Sein Bananenquark ist ein Geheimrezept von seiner Großmutter und macht echt süchtig. Außerdem tat er mir Leid. Es war schließlich nicht seine Schuld, dass ich mich nicht gemeldet hatte.

Er sah mich an und wartete. Und irgendwie dachte ich

auch, vielleicht wäre das der richtige Moment, ihm zu sagen, dass ich ihn nicht mehr so oft sehen wollte. Mir ging schon seit Tagen durch den Kopf, was Mama gesagt hatte, als sie mitbekommen hatte, dass ich Kai nicht mehr anrief. Sie fand, wenn ich ihn nicht mehr sehen wollte, müsste ich ihm das sagen. Ihn einfach hängen zu lassen, wäre nicht fair.

Plötzlich streckte er seine Hand nach meiner aus.

»Du rufst überhaupt nicht mehr an.«

Ich schüttelte den Kopf. »Schon. Aber das ist nicht so, wie du denkst.«

»Was denke ich denn?«

»Dass ich dich nicht mehr sehen will oder so. Aber so ist das nicht. Ich bin bloß …«

Ich zuckte die Schultern. Ich war mir nicht sicher, ob das gelogen war oder nicht. Jedenfalls sah er mich plötzlich mit seinen großen Augen an und lächelte total glücklich.

»Also koche ich was, o.k.?!«

Ich nickte.

Als wir zu ihm kamen, sah ich, dass er wieder das große Bett aufgebaut hatte. Er grinste. Es war wie an dem Tag, als wir das erste Mal miteinander geschlafen haben. Seine Eltern waren damals übers Wochenende weg gewesen und er hatte in seinem Zimmer drei oder vier Matratzen übereinander gelegt und Decken und Kissen darüber geschmissen. Ich weiß noch, wie ich dachte, der spinnt doch, wenn er denkt, ich werfe mich jetzt mit ihm sofort auf sein Lager. Aber er meinte es gar nicht so. Jedenfalls nicht so ganz.

Als er nämlich meinen Blick sah, wurde er ziemlich verlegen und sagte so was wie, dass er es uns nur »gemütlich« machen wollte.

Damals hatte ich das totale Kribbeln im Bauch.

Und es war »gemütlich«. Es war verrückt. Als er plötzlich so verlegen dastand, habe ich ihn einfach aufs Bett geschubst und mich neben ihn fallen lassen. Und ihn geküsst. Nach dem ersten Kuss wusste ich, ich wollte nie wieder aufhören. Wir haben uns an diesem Abend geküsst und geküsst und geküsst. Ich kam mir vor wie auf einer schwimmenden Insel. Eine Insel, die nur für uns da war, von der niemand wusste. Außer uns natürlich.

Es wurde dunkel und Kai hatte die CD aus meinem Discman in die Stereoanlage gelegt. *American Idiot* von Green Day. Wir lagen einfach nur da und hörten zu und küssten uns. Ich lag auf dieser weichen Insel und spürte, wie es in meinem Bauch immer stärker kribbelte. Bei »Give me Novocaine« war es dann so weit. Kai legte mir die Hand auf den Bauch und schob sie mir langsam unter mein Top. Und ich ließ sie da liegen und spürte einfach nur. Dann küsste er mich wieder und schob seine Hand langsam immer höher. Seine Lippen wurden auf einmal weicher und heftiger. Und gleichzeitig war er schüchtern. Und neugierig. Ich wollte, dass er mich immer weiter berührte.

An diesem Abend war ich sicher, wenn er mich losgelassen hätte und ich über den Rand des Bettes gerollt wäre, dann wäre ich im Meer gelandet oder irgendwo, wo ich noch nie war, so sehr fühlte ich, dass ich an einem neuen, unbekannten Ort war.

Kai war natürlich nicht wirklich so unschuldig, wie er tat. Aber ich glaube, er hatte mehr gehofft, dass wir miteinander schlafen, als dass er es sich wirklich vorgenommen hatte.

Kai hat alles versucht, damit wir zusammen bleiben. Trotzdem hätte ich das letzte Mal bestimmt nicht mit ihm geschlafen, wenn er mich nicht so traurig angeguckt hätte.

Wir hatten zusammen eingekauft und gekocht und gegessen. Es war schön zusammen. Kai hört mir immer genau zu, wenn ich ihm was erzähle. Ihm ist es egal, wie ich in der Schule bin, was ich mal werden will oder nicht. Er kann einfach nur neben mir liegen, meine Hand nehmen, sein Gesicht an meinen Hals kuscheln und mit mir Musik hören. Er findet es gut, dass ich nicht nur Charts höre, sondern auch alte Sachen. Er mag, wie ich mich anziehe und malt immer wieder Bilder von mir. Wie ich bei ihm auf dem Bett liege, wie ich tanze oder irgendwas, was er von mir geträumt hat. Er findet es sogar gut, dass Gizem meine beste Freundin ist, obwohl ich so viel Zeit mit ihr verbringe. Ich glaube, Kai wird bestimmt mal ein toller Mann.

Es ist traurig, dass es nicht mehr kribbelt.

Aber an dem Tag war es schön, miteinander dazuliegen. Kai legte Queen auf und sang leise in mein Ohr: »Don't lose your head! Hear what I say! Don't lose your way!« Und dann dichtete er dazu: »Stay with me, baby, please Janna, stay!« Er steht total auf Queen. Ja, es war schön. Auch wenn es mehr so eine Art Geschenk von mir war, mit ihm zu schlafen. Und so ist es passiert. Wir hatten einfach keine

Kondome da. Ich hatte nicht gedacht, dass ich mit ihm schlafen würde. Und er hat mich eigentlich nur festgehalten und mir ins Ohr geflüstert, wie sehr er mich liebt. Ehrlich, ich habe nicht gedacht, dass ich schwanger werden könnte. Es war doch nur einen Tag nach meiner Periode.

Warum bin ich nicht unsichtbar?

Als ich an der Schule ankomme, klingelt es.

Unsere Schule hat so eine Uraltklingel. *Fies, brutal, laut, schrill.* Sie tut in den Ohren weh und im Bauch. Verdammt. Die große Pause ist gerade zu Ende und die Letzten verschwinden bereits in den Türen. Ich renne. Nur nicht zu spät kommen. Gleich werde ich in der Klasse sitzen und vier Stunden so tun, als hörte ich Frau Wimmer oder Herrn Schlocht oder Frau Grabert aufmerksam zu. Egal, wenigstens weiß keiner, was los ist. Und wenn mich heute Morgen jemand gesehen hat, wie ich aus der Apotheke gekommen bin? Wenn jetzt plötzlich unser Mathelehrer aus dem Fenster guckt und auf seine extrem fröhliche Art brüllt: *Hallo, alle zusammen, guckt mal auf den Hof. Da rennt Janna! Sie ist schwanger und würde sich am liebsten für die nächsten drei Wochen in eine Maus verwandeln. Ihr wisst ja, Mäuse bekommen ihre Jungen nach drei Wochen. Dann rechnet doch bitte mal aus, wie lange es dauert, bis aus einem Mausepaar eine Million Mäuse geworden sind!*

Sehr komisch! Aber wenigstens wäre dann in drei Wochen alles vorbei. Ich hetze die große Treppe hoch. Mist, außer mir ist keiner mehr auf dem Flur. Vor unserem Klassenzimmer bleibe ich stehen. Die Tür ist schon zu. Wenn ich jetzt reinstürme, sitzen bestimmt alle auf ihren Plätzen und starren mich an. Wenn ich mich nur einmal im Leben unsichtbar machen könnte, heute wäre der Tag. Ulf und David, die beiden Klassenclowns, werden sich einen Spaß draus machen, mich zu verarschen:

»Janna, so ein Scheiß. Eben hab ich fünf Euro gewettet, dass du heute gar nicht mehr kommst!«

»Ich hab dir doch gesagt, wenn sie von ihrem Geliebten kommt, kommt sie immer erst zur dritten Stunde.«

»Aber Leonardo di Caprio hat die Verlobung doch gelöst!«

Nein, das ist Quatsch. So gemein sind sie nicht. Wenigstens ist Kai nicht in meiner Klasse, sondern eine über mir. Ich könnte ihm jetzt nicht ins Gesicht sehen. Ich will da nicht rein. Wenn ich nur wirklich für drei Wochen eine Maus sein könnte. Ich könnte sagen, ich habe Masern und einfach drei Wochen zu Hause bleiben. Aber dann fällt mir auf, dass die Sache immer noch einen Haken hat. Mäusekinder sind vielleicht gleich nach der Geburt richtige Mäuse. Aber Menschenkinder sind einfach nur Babys. Am besten, ich drehe einfach um und hau ab. Ich trampe nach Griechenland, suche meinen Vater und verstecke mich bei ihm. Ich kenne ihn zwar nicht und weiß nichts über ihn, außer dass er Tom heißt und Architekt ist, aber er ist schließlich trotzdem mein Vater, oder?!

Verdammt. Jeder kennt das. Du kommst rein und alle sehen dich an. *Willkommen zur Zuuu-Spääät-Show und guten Tag, liebe Kandidatin. Welche Ausreden bringen wir denn heute? Wird es die schlechteste Ausrede der Woche?*

Wir hören! Ich hole tief Luft: Entschuldigen Sie, Frau Wimmer, dass ich mich verspätet habe, aber die U-Bahn hatte Gegenwind.

Ha, ha.

Und wenn ich einfach sage: *Es tut mir wirklich Leid, aber ich bin in anderen Umständen?*

Ich mache die Tür auf und gehe rein.

Frau Wimmer steht an ihrem Tisch und wühlt in ihrer Tasche. Sie hebt den Kopf und sieht zu mir.

»Guten Morgen, Janna«, es klingt ganz freundlich.

Ich sehe auf den Boden. Vor lauter Angst habe ich mir keine Ausrede überlegt. Wenn sie jetzt wissen will, warum ich zu spät komme, fange ich bestimmt an zu weinen.

Aber dann passiert ein Wunder. Frau Wimmer lächelt.

»Die paar Sekunden sind kein Beinbruch, Janna. Setz dich einfach.«

Unfassbar. Sie ist ein Engel. Und dann spüre ich, wie mir Tränen in die Augen treten. Ausgerechnet jetzt. Vor Erleichterung. Oh nein! Ich weiß nicht, wo ich hingucken soll. Überall sind Gesichter, die mich anstarren. Ulf und David grinsen. Sie glauben immer, ich käme von irgendeinem Jungen, wenn ich zu spät bin. Nur weil sie mich und Kai mal beim Küssen erwischt haben. Ich darf sie nicht ansehen. Wenn ich jetzt weine, wird es gleich jeder mitkriegen. *Janna, warum heulst du denn? Du bist doch nicht etwa schwanger?* Und dann werde ich erst richtig losheulen. Und alles ist vorbei. *Janna ist schwanger. Janna ist schwanger.*

Ich muss nur die paar Schritte zum Tisch überstehen.

Aber wenn ich es nicht schaffe, die Tränen zurückzuhalten? Ich könnte die Augen zumachen und sagen, dass ich ab heute blind bin. Ich könnte mich auch umdrehen und rausrennen. Und alles noch viel schlimmer machen.

Und dann passiert das zweite Wunder.

Mein Blick fällt auf Gizem. Sie sitzt an ihrem Platz, ihre kurzen schwarzen Haare völlig verstrubbelt wie jeden Morgen und in ihren grünbraunen Augen funkelt es, als müsse sie sich gleich totlachen über meinen Auftritt. Selbst wenn Gizem lautlos lacht, leuchtet sofort das ganze Klassenzimmer. Sie hat so eine wahnsinnige Kraft. Wie ihr Name schon sagt. Auf Deutsch heißt Gizem nämlich *unglaublich attraktiv, Aufsehen erregend, eine, von der man den Blick nicht wenden kann*. Gizem ist wirklich schön.

Ich sehe sie an und setze mich in Bewegung. Zwei Schritte nach vorne, Drehung nach links, wieder zwei Schritte, noch eine halbe Drehung, Tasche abwerfen, in die Bank fallen lassen.

Gizem knufft mich in die Seite und lächelt. Sie hat eine unbeschreibliche Augenfarbe. Als wir uns kennen gelernt haben, dachte ich, sie hätte Katzenaugen. Aber das ist es nicht. Eigentlich sind sie braun, aber in den dunklen Ton mischt sich ein gelbgrünes Licht, wie aus einem Topf mit Goldstücken. Es ist eine absolut unergründliche Farbe, ein Schimmern wie aus Tausendundeiner Nacht.

Manchmal denke ich, dass ich nie wirklich tief in das Geheimnis ihrer Augen eindringen kann, dass ein Schleier zwischen uns liegt, so als wäre sie auf einem Planeten geboren und ich auf einem anderen. Einmal habe ich ihr das erzählt und war total erstaunt, als Gizem damit rausrückte, dass für sie meine Sommersprossen genauso magisch sind, wie ihre Augen für mich.

Ich würde jetzt so gerne mit ihr reden. Aber wenn ich in diesem Moment auch nur ein Wort sage, wird Frau Wimmer doch noch wütend.

Was soll ich Gizem eigentlich sagen?

Es?

Vielleicht wird sie auch sauer auf mich und macht mir Vorwürfe, dass ich nicht aufgepasst habe. Gizem ist ziemlich streng, was Jungs angeht. Sie guckt sie sich zwar schon genau an und lässt sich auch gern anhimmeln. Zum Beispiel von Ulf. Aber sie würde wahrscheinlich noch nicht mit einem ins Bett gehen. Sie hat es natürlich auch nicht leicht mit ihren Eltern, was Jungs angeht. Kai mag sie, glaube ich, ziemlich gern. Sie weiß natürlich, dass wir uns mehr oder weniger getrennt haben und dass ich mir irgendwie total unsicher bin.

Vielleicht stimmt der Test ja auch gar nicht! Vielleicht habe ich vorhin nur einen Albtraum in den orangen Mülleimer an der Straßenecke geworfen!? Ich hätte lieber gleich zwei von den Dingern kaufen sollen.

Mir läuft ein Schauer über den Rücken.

Seit Monaten drängt mich Gizem, ich soll versuchen, nach der Zehnten mit ihr aufs Gymnasium zu wechseln. Gizems Noten sind gut genug, dass sie es schaffen wird, und sie ist überzeugt, ich könnte es auch. Ich habe nie ernsthaft darüber nachgedacht, weil ich mir sicher bin, dass ich keine Empfehlung bekomme.

Aber wenn das heute Morgen nur ein Schreck war, eine Art Warnung, vielleicht könnte ich es doch noch packen?

Die Tränen in meinen Augenwinkeln sind verschwunden. Ich streiche mir die Haare aus der Stirn und sehe nach vorne zur Tafel. Frau Wimmer hält irgendein Buch hoch und erklärt etwas zu einer Kurzgeschichte, die wir lesen sollen.

Im Klassenzimmer riecht es vertraut nach Kreide und Kaugummi. Endlich schlägt mein Herz wieder langsamer, und die Welt hört auf, ein Brummkreisel zu sein.

Ich bin Janna, fünfzehn, und vor mir liegt ein ganz gewöhnlicher Schultag.

J 4ever

Gizem stößt mich an. Sie hat was an den Rand ihres Heftes gekritzelt und schiebt das Heft unauffällig zu mir rüber, sodass ich es lesen kann. *Eine Woche!!!* Ich nehme eine Haarsträhne und stecke sie mir in den Mundwinkel. Dann nicke ich leicht. In einer Woche ist unser Tanzauftritt.

Und dann stockt mir der Atem.

Darf man als Schwangere eigentlich tanzen?

Was für eine blöde Frage. In einer Woche werde ich nicht mehr schwanger sein. Natürlich werde ich abtreiben. Gar keine Frage. Jedenfalls, wenn ich bis dahin nicht verrückt geworden bin. Merkt das Baby in meinem Bauch eigentlich, wenn ich durchdrehe? Bekommt es überhaupt irgendwas mit? Gibt es da vielleicht ein Wesen, das mich seit zwei Monaten beobachtet, ohne dass ich es merke?

Zwei Monate schon. Zwei Monate lebt etwas in mir und ich habe nichts davon gewusst.

Obwohl es ja eher noch ein Embryo ist. Da kann man ja nicht unbedingt von »leben« sprechen. Auf alle Fälle ist eine Abtreibung legal.

Was habe ich eigentlich in den letzten zwei Monaten gemacht? Alkohol habe ich nicht getrunken. Ich trinke sowieso fast nie. Ab und zu mal ein Bier oder ne Cola Rum, aber nie extrem viel. Neulich, als Gizem und ich aus der Spätvorstellung im Zoo-Palast kamen, saßen auf einer Bank vor der Gedächtniskirche ein Typ und seine Freundin. Sie hatte sich total süß angezogen und er hing besoffen in ihrem Schoß, lallte rum und kotzte auf den Bürgersteig. Ich hätte den Typ ohrfeigen können.

Hoffentlich kann so ein Embryo keine Gedanken lesen! So einen Scheiß müsste ich ihm nicht unbedingt als erste Geschichte erzählen. *Janna!* Ich will ihm überhaupt keine Geschichten erzählen. Aber wenn ich wirklich schwanger bin und es nicht bleiben will, kriegt es dann mit, was ich vorhabe? Merkt es das, wenn ich an Abtreibung denke? Können Embryos vielleicht doch Gedanken lesen? Hat hier jemand eine Ahnung von so was? Ich könnte mich melden. *Entschuldigung, Frau Wimmer, können wir heute mal über was anderes sprechen?*

Frau Wimmer sieht mich an. »Janna, ist alles in Ordnung mit dir?«

Scheiße, ich habe doch nicht wirklich etwas gesagt? Ich presse die Lippen aufeinander und nicke. Trotzdem guckt sie nicht weg. »Ist dir schlecht? Du siehst blass aus.«

Jetzt sehen mich alle an. Auch Gizem. Frau Wimmer wendet sich kurz der anderen Seite der Klasse zu. »Mach doch mal bitte ein Fenster auf, Ilona.«

Ilo erhebt sich stöhnend und Frau Wimmer sieht wieder zu mir. Ich merke, wie ich rot werde.

Oh, bitte, lass mich in Ruhe und hör auf, mich so anzugucken. Warum sagt denn keiner was? Sonst gibt es doch immer einen, der einen blöden Spruch macht. So was Be-

scheuertes wie »sie hat bestimmt ihre Tage« und dann ein verhaltenes Gekicher. Warum sind denn heute alle so still?

»Janna, ist dir schlecht?«

Ich öffne die Lippen. Meine Stimme klingt total piepsig, aber ich schaffe es, ihr zu antworten.

»Nein. Echt nicht.«

Frau Wimmer nickt und wendet sich wieder der Klasse zu. Ich stoße leise die Luft aus und tauche ab in die Kurzgeschichte.

In der zweiten Pause stehen Gizem und ich auf dem Hof und teilen uns ihre Tüte Kakao. Ich habe vergessen, überhaupt was zu essen mitzunehmen, und wir haben gleich noch eine Stunde. Während ich am Strohhalm ziehe, sehe ich rüber zum Zaun, der den Schulhof von der Straße abtrennt. Da ist Kai. Er steht mit ein paar von seinen Freunden zusammen und sieht mich nicht.

Der Zaun ist aus dicken blauen Eisenstreben. An vielen Stellen ist der Lack abgeschlagen und er ist übersät mit fetten Edding-Tags und Sprüchen. Einer davon besteht aus ein paar wild ineinander verschnörkelten Buchstaben:

J 4ever dancing queen.

Ich weiß noch, wie ich den Spruch entdeckt habe. Es war direkt nach Gizems und meinem ersten Auftritt mit der Tanzgruppe. Kai saß auf dem Betonmäuerchen, in dem die Streben verankert sind. Ich glaube, er hatte auf uns gewartet. Also auf mich eigentlich. Jedenfalls sah er uns kommen und winkte mit einem schwarzen No.1-Permanent-Marker. Er grinste mich an und meinte, ich solle mir mal den Zaun genauer ansehen, der sei viel cooler als früher. Dann sagte er heiß oder kalt, während ich den Zaun absuchte. Ich habe den Spruch damals vor Gizem entdeckt.

J 4ever dancing queen.

Es war seine Liebeserklärung an mich.

Ich muss mit Kai reden. Egal, was ich mache. Ich muss es ihm sagen. Oder? Einer der Jungen am Zaun zündet sich einen Joint an. Wütend drehe ich mich weg. Gizem sieht mich an.

»Ist was mit Kai und dir? Seid ihr wieder zusammen? Oder habt ihr euch endlich richtig getrennt?« Sie hat natürlich gemerkt, wo ich hingucke. Jetzt grinst sie frech und für einen Augenblick sieht sie aus wie eine fiese Zicke. Ich funkele sie an.

»Bist du bescheuert?«

Gizem macht ein verzweifeltes Gesicht.

»Janna, kannst du mir mal sagen, was mit dir los ist? Erst kommst du zu spät. Dann sitzt du wie eine Leiche im Unterricht und siehst aus, als würdest du gleich in Ohnmacht fallen, und jetzt bist du sauer. Wenn es nicht an Kai liegt, was ist es dann? Ist was mit deiner Mutter?«

Sie sieht mich besorgt an.

Ich zucke die Schultern.

»Die kiffen schon wieder. Echt, es geht mich ja nichts an, aber es kommt mir vor, als ob Kai immer einseitiger wird. Ich finde es einfach blöd, dass ich mit einem Typ zusammen gewesen bin, der sich für sonst gar nichts mehr interessiert. Das ist doch voll peinlich.«

Gizem kichert.

»Aber das machen doch alle. Du kiffst doch auch ab und zu.«

Ich könnte ausflippen. Ich habe echt keine Lust, Kai irgendwas zu sagen, wenn er gerade zugedröhnt ist. Und außerdem habe ich das Gefühl, dass er erst so viel raucht, seit wir nicht mehr zusammen sind.

»Ey, Gizem, das klingt jetzt vielleicht bescheuert, aber Kai hat sich echt verändert. Irgendwie ist er grober als früher. Ich hab echt keine Lust auf so was. Ich meine, ich habe nichts gegen einen Joint ab und zu, aber die rauchen mir ein bisschen zu oft. Und das nervt mich total.«

Jetzt lacht Gizem laut. »Was ist denn mit dir los? Wirst du jetzt hier die Drogenberaterin, oder was?«

»Nein! Und hör gefälligst auf, dich lustig zu machen. Das ist kein Scheiß! Das nervt einfach, wenn der jetzt völlig verblödet. Früher konnte man mit Kai supergut reden.«

Und das stimmt! Nur meine Mutter fand schon immer, dass Kai »maulfaul« sei. Weil sie nie mit ihm geredet hat! Wie auch? Er durfte ja nicht bei mir schlafen. Also hat Mama ihn viel zu selten gesehen, um mit ihm zu sprechen. Aber wenn Kai und ich dann abends miteinander telefoniert haben, meinte sie natürlich sofort, wir würden kein Ende finden. Von wegen »maulfaul«.

Ich durfte ja auch nicht bei Kai schlafen. Also ist es doch ganz normal, dass man sich anruft, um auch mal abends zusammen zu sein. Komisch, wir haben unheimlich viel miteinander geredet, wenn wir alleine waren, und unheimlich viel geschwiegen am Telefon.

Manchmal wäre ich bei diesen Telefonaten am liebsten mit dem Hörer in der Hand eingeschlafen.

Eigentlich ist Kai unheimlich süß. Er ist nicht straight oder jemand, der schon ganz genau weiß, was er will. Für ihn ist die Welt wie ein offenes Meer, in das er jeden Tag neu reinspringt. Ich glaube, dass er auch deswegen mit dem Kiffen angefangen hat. Vor allem eben, seit ich ihn nicht mehr so oft sehen will. Er träumt einfach gerne und das normale Leben findet er langweilig. Er braucht es eben, sich treiben lassen zu können. Ich kann ihn da sogar verstehen. Andere Mädchen können sich das vielleicht nicht vorstellen, aber ich finde es okay, kein Paar für immer zu sein, wenn man sich trotzdem mag. Andere kletten gleich zusammen wie klebrige Bonbons. Ich kann eben inzwischen auch ohne Kai einen schönen Tag haben und trotzdem einen anderen tollen Tag mit ihm.

Ich meine, vielleicht könnten wir ja sogar wieder zusammen sein. Gerade jetzt.

Gizem grinst immer noch. »Mann, bist du heute zickig!«

»Na und?«

Ich habe echt keine Lust, mich hier dauernd zu rechtfertigen. Manchmal nerven auch beste Freundinnen. Besonders, wenn sie denken, sie wissen um was es geht. Zum Glück läutet in diesem Moment unsere schreckliche Schulglocke und ich drehe mich um, um reinzugehen.

»Janna!« Gizem hält mich am Arm fest. »Jetzt sag mir endlich, was los ist!«

Ich muss mir was einfallen lassen, sonst überstehe ich diesen Tag nie.

»Ich sag es dir nach der Schule, okay!?«

Gizem schüttelt ergeben den Kopf.

»Wusste ich doch, dass was ist.«

Die Schulglocke schrillt wieder und ich schlucke. Ich weiß echt nicht, was ich ihr sagen soll.

Sag mir nicht, was ich machen soll

Als die anderen nach Schulschluss aus der Klasse gehen, verziehe ich das Gesicht.

»Gizem, ich sterbe vor Hunger. Holen wir uns einen Kebab?«

»Das ist die beste Idee seit Stunden!«

Gizem nickt fröhlich und wir machen uns auf den Weg. Natürlich kennt sie mich gut genug, um zu wissen, dass ich nichts sage, bevor ich nicht wirklich freiwillig mit der Sprache rausrücke. Sie erzählt von ihrem Bruder Erdogan.

»Dogan hat gestern gesagt, er sucht sich 'ne Arbeit in Westdeutschland. Meine Mutter ist ganz aufgelöst, weil sie nicht will, dass er auszieht. Und dann noch gleich weg aus Berlin. Aber mein Vater findet es scheinbar okay. Ich hätte nie gedacht, dass Dogan mal aus Berlin wegwill. Ich glaube, ehrlich gesagt, er will weg von meinem Vater. Trotzdem. Ich würde hier bleiben! Und du?«

Das Wetter ist immer noch kalt und grau. Ich zucke die Schultern.

»Ist doch okay, wenn er was findet.«

»Aber es ist schon komisch, wenn der Bruder weggeht.«

»Vielleicht hat er ja 'ne Freundin und will mit ihr zusammenziehen!«

Gizem grinst. »Dogan doch nicht.«

»Trotzdem«, sage ich, »vielleicht will er ja Kinder.«

»Wie kommst du denn da drauf?« Gizem rümpft die Nase. »Er ist gerade mal ein Jahr älter als ich. Das ist doch viel zu früh. Uh, dann wäre ich ja eine Tante.«

»Und was ist daran so schlimm?«

»Na, Mann. Stell dir das doch mal vor. Dann bist du total abhängig. Dogan ist erst siebzehn. Stell dir vor, du hast ein Kind mit siebzehn. Ich könnte dann nicht mal Abi machen. Und studieren schon gar nicht.«

»Wieso denn nicht?«

»Na, wie denn? Ich glaube nicht, dass man das hinkriegt!«

»Ich will sowieso nicht studieren.«

»Du kannst ja wohl trotzdem noch ein paar andere Sachen machen, bevor du Kinder kriegst.« Gizem bleibt stehen und macht ein paar Tanzschritte. »Tanzen zum Beispiel!« Sie wackelt mit dem Hintern, lässt ihr Becken kreisen und sieht mich von der Seite an. »Bauchtanz ist allerdings auch gut fürs Kinderkriegen. Wir können ja mal einen Kurs machen. Später, wenn wir beide verheiratet sind und uns die Typen auf den Nerv gehen.« Sie lacht.

Ich finde das überhaupt nicht komisch. Auf einmal kommt Gizem mir vor wie so ein kleines durchgedrehtes Schulkind. Ich meine, sie denkt an ihre Hausaufgaben, tanzt manchmal ein bisschen nach der Schule und fragt sich, wie sie ihr Abi schafft.

Da hab ich echt andere Probleme.

Vor unserer Lieblingsdönerbude bleiben wir stehen. Hier essen wir oft nach der Schule. Gizem trinkt dazu meistens Ayran, dieses türkische Jogurtgetränk. Ich mag lieber schwarzen Tee, den sie in diesen kleinen Gläsern mit Goldrand servieren, mit viel Zucker dazu. Wir gehen rein. Aus einem Rekorder dudelt türkische Musik und es riecht scharf nach gebratenem Fleisch und Gewürzen. Plötzlich merke ich, dass ich überhaupt keinen Appetit habe.

»Hol du dir ruhig einen. Ich mag gerade nicht.«

Gizem sieht mich erstaunt an. »Ich denke, du stirbst vor Hunger?«

»Ja, vorhin. Aber jetzt nicht mehr.«

»Heh, du hast den ganzen Tag nur einen halben Kakao getrunken!«

Wie bitte? Auf keinen Fall will ich gute Ratschläge. Schon gar nicht von Gizem.

»Kannst du mal aufhören, dich als meine Mutter aufzuspielen!«

Gizem guckt mich komisch an, zuckt die Schultern und geht an den Tresen. Ich fläze mich an einen Tisch.

Gizem und ich sind seit der siebten Klasse miteinander befreundet und sie ist der einzige Mensch, der mir alles sagen kann, ohne dass ich mich verletzt fühle. Aber jetzt habe ich echt die Schnauze voll. Schon der Gedanke, dass irgendjemand mir sagt, wie ich mich zu verhalten habe, macht mich wütend.

Ich sehe in den Spiegel hinter dem Tresen. Ich habe einen breiten Mund und ziemlich große Lippen. Fast so wie Julia Roberts, nur nicht so hübsch. Wenn ich lache, geht mein

Mund weit auf und wenn ich weine auch. Nur hängen die Mundwinkel dann verloren nach unten. Wenigstens sehe ich nicht aus wie eine Schwangere.

Gizem fängt meinen Blick auf. Dann dreht sie sich um und kommt mit dem Kebab in der Hand zu mir.

»Jetzt sag endlich!«

Gizem hat echt ein total liebes Gesicht. Offen und ehrlich. Ich spüre, dass sie ernsthaft wissen will, was los ist.

Trotzdem. Ich habe nicht das Gefühl, dass ich es ihr sagen sollte. Was sie über Kinder denkt, habe ich ja gerade zu hören bekommen. Warum kommt sie nicht darauf, dass es ganz wahnsinnig toll sein könnte, Kinder zu bekommen? Warum ist eigentlich Kai nie zu mir gekommen und hat gefragt, ob ich vielleicht schwanger bin? Er hat doch ohne Kondom mit mir geschlafen! Er hätte ja wenigstens mal fragen können.

Mir ist alles so fremd. Irgendwo in mir fühle ich, dass ich so bestimmt nicht weitermachen kann. Aber ich hab einfach keinen Plan. Und wenn ich es Gizem doch sage? Sie wird wissen wollen, was ich vorhabe. Und, was habe ich vor? Ich hole tief Luft.

»Mama hat voll Schiss, dass ich den Abschluss nicht schaffe!«

»Aber du schaffst ihn. Du stehst in keinem Fach auf fünf«, höre ich Gizem sagen.

»Aber das glaubt sie einfach nicht.«

»Na ja«, Gizem verdreht die Augen, »deine Mutter ist halt deine Mutter. Bist du deswegen heute Morgen zu spät gekommen, hattet ihr Streit?«

Sie beißt in ihren Kebab. Ihre Frage schnürt mir die Kehle zusammen. Das ist die letzte Chance. *Nein, wir hatten keinen Streit, aber ich bin schwanger.* Stattdessen sage ich:

»Ja, ziemlich doll sogar. Und ich kann nicht beim Auftritt mitmachen.« Ich sehe auf die Tischplatte.

Gizem hört auf zu kauen.

»Was?«

»Sie hat mir den Auftritt verboten!«

Gizem macht ein Gesicht, als hätte ich sie unter eine kalte Dusche gestellt.

»Warum das denn? Das verstehe ich nicht. Warum denn?«

Ich mache die Augen zu und zucke mit den Schultern. Jetzt ist es zu spät. Und ganz ehrlich, mit jedem Wort, das ich weiterlüge, fällt mir irgendwie auch ein Stein vom Herzen.

»Sie will, dass ich mehr lerne. Sie will unbedingt, dass ich einen guten Abschluss mache. Am liebsten wäre ihr, dass ich doch noch mit dir aufs Gymnasium wechsle. Sie ist total ausgeflippt.«

Gizem schüttelt den Kopf.

»Aber es war doch längst klar, dass du nicht willst.«

»Ja, aber trotzdem.«

Ich spüre, wie ich richtig wütend auf meine Mutter werde, und halte mich an der Tischkante fest.

»Seit Frau Wimmer uns verpetzt hat, ist für sie Schluss mit dem Tanzen.«

»Oh Scheiße.« Gizem fühlt sich sofort schuldig. »Okay,

dann sagen wir ihr, dass unser kleiner Shopping-Ausflug meine Idee war und dass das mit dem Tanzverbot total fies ist.«

»Bist du verrückt? Wenn ich jetzt zu ihr gehe und irgendwas sage, dann kriege ich zu allem anderen auch noch Ausgehverbot oder sonst was. Sie hat mir sogar verboten, dich und Kai zu sehen!«

Gizem runzelt die Stirn.

»Aber so kenne ich deine Mutter gar nicht.«

Ich weiß, dass ich übertreibe. Aber jetzt gibt es kein Zurück mehr.

»Nein, ich auch nicht«, rufe ich, »aber sie spinnt total, sie ist verrückt geworden, vielleicht ist das die Midlife-Crisis oder so. Sie findet alles Scheiße, was ich mache. Egal, was! Das Einzige, was sie interessiert, sind meine Noten. Und ich glaube, ehrlich gesagt, es ist das Beste, wenn ich jetzt erst mal ganz ruhig bin und gar nichts sage. Dann beruhigt sie sich vielleicht wieder.«

Gizem ist richtig bleich geworden.

»Aber dann können wir nicht zusammen auftreten!«

Ich schweige für einen Moment. Dann sage ich: »Manchmal ist das Leben eben Scheiße.« Ich nicke schwer mit dem Kopf. »Bitte, Gizem, es ist das Beste. Ich krieg das schon hin!«

Gizem fasst nach meinem Arm.

»Na, hoffentlich«, flüstert sie. Sie sieht aus, als müsste sie gleich weinen. »Und wenn wir ab jetzt immer alle Hausaufgaben zusammen machen?«

Plötzlich fühle ich mich einsam und kalt.

»Dann denkt Mama nur, ich würde bei dir abschreiben und selber nichts tun.«

Gizem ist der Appetit vergangen. Ihr Kebab liegt angebissen vor ihr auf dem Tisch. »Mensch, Janna, warum sind Eltern nur so total bescheuert?«

»Keine Ahnung. Aber ich muss da jetzt einfach durch!«

Bitte Gizem, glaub mir, ich wollte dich nicht belügen. Aber ich konnte nicht anders. Ich hab es nicht rausgebracht. Ich wollte nur, dass die Zeit stehen bleibt, dass ich was machen kann, dass sich was ändert.

Und jetzt?

Eine Woche später sitze ich zu Hause auf meinem Bett und grübele vor mich hin. Mir ist zwar keine Erleuchtung gekommen, aber wenigstens weiß ich jetzt, bevor ich mit Kai oder Mama rede, muss ich für mich klar haben, was ich tun werde.

Ich bin müde. Und seit zwei Tagen ist mir morgens auch noch schlecht. Aber das geht zum Glück weg, wenn ich etwas esse.

Es ist, als ob ich in zwei Welten lebe. In der einen gibt es mein normales Leben mit einigen Lügen und in der anderen dieses Kind und mich. Nicht, dass ich mir das Kind richtig vorstelle. Ich will auch nicht wissen, ob es ein Mädchen oder ein Junge ist. Ich denke nicht mal daran, dass ich es bekommen könnte. Es ist mehr wie ein Schatten, der in mir herumwandert und der mich nicht loslässt.

Ich spüre, dass es da ist. Ich weiß es.

Es ist total komisch, mit niemandem zu sprechen. Immer wieder male ich mir aus, wie ich es sagen könnte. Aber dann schaffe ich es doch nicht. Gizem denkt natürlich, ich sei so komisch wegen meiner Mutter. Sie hat mich jeden Tag gefragt, ob ich nicht doch noch beim Auftritt mitmachen könne. Aber nachdem ich die erste Lüge ausgesprochen hatte, fiel es mir immer leichter, ihr zu sagen, es hätte sich nichts geändert. Wenigstens konnte ich sie dazu überreden, dass sie alleine hingeht. Außerdem habe ich sie gebeten, mich bei unserer Tanzlehrerin zu entschuldigen. Gizem hat gesagt, dass ich krank bin. Keine besonders einfallsreiche Ausrede, aber na ja.

Wenn Mama nach Hause kommt, vergrabe ich mich in meinen Schularbeiten. Sie hat natürlich mitgekriegt, dass ich nicht tanzen gehe, also hab ich ihr erzählt, der Auftritt sei verschoben worden. Und dann hab ich noch gemurmelt, dass das schon okay sei, denn ich müsste sowieso mal ein bisschen mehr für die Schule tun. Mama hat stolz gelächelt und gleichzeitig gefragt, ob ich vielleicht krank wäre. In ihren Augen konnte ich lesen, dass sie hoffte, ich sei vielleicht doch noch ein vernünftiges Mädchen geworden. Aber auch wenn ich viel auf meine Bücher starre, es fällt mir total schwer, mir überhaupt irgendwas zu merken.

Die Wahrheit ist, dass ich seit einer Woche nur noch an dieses Kind denke. Was anderes ist überhaupt nicht möglich.

Ich glaube, ich bin noch im zweiten Monat. Es ist also nicht zu spät für eine Abtreibung. Aber es ist, als ob dieses Wesen in mir dauernd dieselbe Frage in mein Gehirn schickt: *Willst du das wirklich?*

Ich lege Usher auf. »Separated«. Es ist einer von Kais Lieblingssongs. »Oh no, no, no, no. If love was a bird, we wouldn't have wings ...« Es ist echt ein sanfter Song. »If love is the Bible, then we are lost in sin ...«

Kai, ich bin schwanger. Kai, du wirst Vater. Kannst du dir das vorstellen? Kai, ich muss abtreiben. Kai, bitte melde dich. Ich habe schon tausend SMS an ihn geschrieben und dann doch keine abgeschickt.

Eins macht mich echt verrückt. Mein Körper ist mit jeder Faser bereit, dieses Kind zu bekommen. Es ist, als würde mir die Natur zurufen: *Krieg das Kind.* Das klingt vielleicht verrückt, aber es ist irgendwie, als ob ein unterirdischer Fluss durch mich fließen würde, und in seinem Rauschen höre ich: *Klar schaffst du das. Du bist stark. Du kannst eine Mutter sein. Wovor solltest du Angst haben? Es ist alles total in Ordnung.*

Dabei weiß ich ganz genau, dass gar nichts in Ordnung ist, dass ich kein bisschen stark bin. Im Gegenteil, ich fühle mich ziemlich allein und habe Angst.

»Oh no, no, no, no …«

Diese süßen Muttergefühle, die sich gegen meinen Willen in mir breit machen. Mach ich mir da nicht was vor? Ist es nicht in Wirklichkeit ganz anders? Aber ich könnte doch stolz sein!

»If love was a fire, then we have lost the spark. Love never felt so cold. If love was a light, then we're lost in the dark. Left with no one to hold …«

Was willst du von mir, Natur? Dass ich Kais Sperma zu einem schreienden, nervigen Menschen werden lasse? Ein Baby? Damit es dann später mal Steuerbeamter wird oder

Mathelehrer oder Kellnerin? Okay, vielleicht sieht es ja ganz süß aus. Vielleicht ist es sogar klug. Vielleicht wird es der beste Freund oder die beste Freundin von irgendeinem anderen Kind auf dem Spielplatz. Und ich sitze als Mutter daneben und rufe: *Wie süüüß!* Oh, Scheiße. *Wie süß* habe ich das letzte Mal gedacht, als ich Kai ansah. Wie süß, Kai, dass du dein hochprozentiges, lebendiges Sperma in mir gelassen hast. Wie süß, dass ich kein Kondom dabeihatte. Und du auch nicht! Wie süß, dass du dich nicht meldest und dass ich nie wieder sein werde, wie ich war, egal was ich tue. Ich könnte ausrasten vor Wut! Meine Idee, mich nicht mehr so oft bei Kai zu melden, damit er kapiert, dass ich ihn nicht mehr so doll liebe, ist total aufgegangen. Auf dem Schulhof ignoriert er mich und SMS schickt er mir auch keine mehr.

Vielleicht interessiert er sich ja gar nicht mehr für mich?

So geht das die ganze Zeit. Ich komme einfach nicht auf den Punkt. Ich werd es nicht los. Ich kann nicht einfach denken: *Sei klug, Janna, mach, was du für richtig hältst, sei stark, du musst nur eine Entscheidung treffen. Lass es abtreiben!*

Stattdessen frag ich mich die ganze Zeit, wie es wohl aussehen würde, mein Kind?

Es ist ungerecht. Ein Mann kann so viele Kinder in die Welt setzen, wie er will, und braucht sich keine Gedanken zu machen. Er kann so weitermachen wie davor, wenn er unbedingt will. Aber in jeder verdammten Illustrierten steht drin, dass eine Frau eine Abtreibung nie vergisst. Weiß ich, was in fünf Jahren ist? Ob ich es dann immer noch gut finde? Oder vielleicht bereue? Du wirst dann auf alle Fälle zappeln und schreien und nerven, wenn ich nichts unternehme. Nie mehr Kino. Kein Tanzkurs. Nachts nicht schlafen, weil du brüllst und Milch willst. Keine Reise mit Gizem durch die Türkei nach der Zehnten.

Unsere Religionslehrerin hat mal erzählt, dass sich jedes Kind seine Eltern im Himmel aussucht. Ich fand die Idee sehr schön, auch wenn sie leicht schwachsinnig klingt. Es ist einfach genial, sich das so vorzustellen. Da ist eine Seele zwischen den Sternen. Sie schwebt da rum zwischen lauter anderen Seelen. Seelen von Menschen und Tieren, kunterbunt gemischt. Sogar Seelen von Bäumen oder den großen Flüssen. Ja, warum sollen Flüsse keine Seele haben? Auf einem von meinen Tanzpostern ist ein Wellentanz abgebildet. Zwischen hohen Wogen tanzen Pferde, deren Körper aus den Wellen steigen und deren Mähnen die Schaumkronen sind, zusammen mit Delfinen. Die Wellen gehören genauso dazu wie die Pferde und die Delfine.

Wenn man tanzt, ist sowieso irgendwie alles viel lebendiger.

Eins meiner Lieblingsbilder ist eine Balletttänzerin in einem weißen Tutu. Sie sitzt ganz sanft da, den Kopf auf die Knie gelegt, und unter ihr spiegelt sich ihr Bild im Wasser. Das Spiegelbild sieht aus wie eine weiße Wolke. »Dressed for success« steht da drunter. Vielleicht ist die Tänzerin in Wirklichkeit eine Wolke! Ich meine, wer weiß schon, wo wir wirklich herkommen? Also kann es ja sein, dass Kai und ich eine dieser Seelen von da oben angelockt haben. So eine kleine Seele, die sich jetzt mit uns verbünden will, um hier unten auf der Erde ihren Tanz mit uns aufzuführen.

J 4ever dancing queen.

Und dabei ist völlig egal, wer Kai ist und wer ich bin.

Also, was wir mal machen werden. Was Mama dazu sagt oder Kais Eltern. Wichtig ist nur, die Seele hat sich uns ausgesucht, weil wir miteinander geschlafen haben und ihr die Tür aufgemacht haben. Das kann doch sein. So ist eben die Natur.

Ich hab keine Ahnung, ob es eine Seele von einem Jungen oder einem Mädchen ist. Ich weiß nicht mal, ob ich kleine Jungs mag. Oder eine Tochter, die dann irgendwann meine Klamotten anziehen will. Vielleicht muss ich wegen ihr alle meine Träume aufgeben. Aber vielleicht werde ich sie auch einfach nur lieben. Nicht nur wegen dieser einen Nacht mit Kai. Sondern mein ganzes Leben lang.

Ich glaube, wenn ich dich zur Welt bringe, kann ich dich lieben. Ich würde ja deine Mutter sein. Und du müsstest keine Angst vor mir haben.

Und doch wette ich, als Kai und ich miteinander geschlafen haben, waren es weniger als fünf Minuten, in denen sich das Leben dafür entschieden hat, was Neues anzufangen.

Ganz schön schnell.

Wenn ich wenigstens jemand kennen würde, der schon mal abgetrieben hat. Nur um mal zu hören, wie das überhaupt ist. Ob man das wirklich nie wieder vergisst?!

Tanz mit mir

Ich bin eingeschlafen. Als ich aufwache, ist es schon Nachmittag und das Zimmer liegt im Halbdunkel. Von der Fensterbank dringt ein süßer und herber Geruch. Gestern hat mir meine Mutter eine Hyazinthe ins Zimmer gestellt. Zum ersten Februar, wie jedes Jahr.

Ich sehe hinaus. Im Hof bewegt sich die Kastanie im Wind. Mama wird erst in ein paar Stunden aus dem Hotel kommen.

Ich gehe rüber in ihr Zimmer und mache den Computer an. Mir ist wieder etwas schlecht. Vielleicht wird's besser, wenn ich was esse. Aber ich habe echt überhaupt keinen Appetit. Vorsichtig setze ich mich auf den Stuhl vor Mamas kleinem Schreibtisch und sehe zu, wie der Computer hochfährt. Das Gebläse summt. Auf einem Stuhl neben ihrem Bett liegen die Klamotten, die sie gestern anhatte. Ein Baumwollpulli und ein dunkler Rock. Ihr Zimmer ist total ordentlich. Sie braucht diese Ordnung. Ich nicht.

Der Bildschirm hat sich aufgebaut. Ich gehe ins Internet, gebe bei Google »Abtreibung« ein und überfliege die Links. Das fängt ja gut an. »Soll ich abtreiben oder nicht? – Ist Abtreibung Mord oder nur ein Kavaliersdelikt?« – »Die vorgeburtliche Entwicklung des Kindes. Was geschieht bei einem Schwangerschaftsabbruch? – Rechtfertigung einer Abtreibung? Töten, um sich selbst zu retten?«

Ich glaube, ich spinne. Um sich selbst zu retten?

»Das Kind hat Todesangst und Schmerzen, wenn ihm das Leben genommen wird.«

Spinnen die? Woher wissen die das?

»Bereits am 28. Tag existiert der Nervus trigeminus mit allen drei Ästen im Gesichtsbereich. In der sechsten Woche sind in den Händen feine Nervenendungen nachweisbar, wie sie für schmerzleitende Fasern charakteristisch sind. Ultraschalluntersuchungen zeigen, wie der Puls des Kindes auf zweihundert schnellt, in dem Augenblick, da der Mutterleib gewaltsam geöffnet wird.«

Na gut, ich bin nicht blöd. Man muss schließlich nicht alles glauben, was geschrieben wird. Das Einzige, was mich eigentlich interessiert, ist, wie eine Abtreibung vor sich geht. Wer was dazu meint, kann mir im Augenblick ziemlich egal sein. Außerdem klingt das hier nicht gerade nach sachlicher Information, sondern mehr wie jemand, der mir Angst einjagen will. Trotzdem gucke ich weiter. Da ist das Bild von einer jungen Frau, die sagt, wie schlecht es ihr nach der Abtreibung ging. Sie hat angeblich geträumt, ihr zerreißt eine Perlenkette und sie sucht die Perlen zusammen, aber immer fehlt eine.

Ha, ha. Das ist wie der Bravo-Fotoroman, nur irgendwie brutaler. Plötzlich fällt mir ein, ich hab irgendwas von Kai geträumt. Was war das nur? Wir waren irgendwo in einer großen Halle. Oder in einem Tanzstudio. Kai kam auf mich zu. Sein Oberkörper war nackt und er war total durchtrainiert, wie ein richtig guter Tänzer. Er hat mich in den Arm genommen und dann haben wir Salsa getanzt. Witzig. Kai kann überhaupt nicht Salsa tanzen. Aber im Traum schon. Er hat sogar auf der Zwei getanzt. Ausgerechnet Kai, der sich beim Tanzen wie ein Brett bewegt. Ich hab mal versucht, ihm die Zwei zu erklären, aber Kai ist echt total unmusikalisch. Salsa, Rumba, Mambo, das ist für ihn alles das Gleiche. Er hört nicht mal, wenn die Musiker die Clave betonen und verpasst den zweiten Beat garantiert. Dabei ist die Pause beim Zurückkommen das Tollste, wenn der Fuß in der Luft schwebt ... Aber in diesem Traum hatte Kai den kompletten New-York-Style drauf. Jetzt fällt es mir wieder ein. Und ein richtig geiles Footwork. Das muss ich ihm erzählen! Kai, du warst der beste Salsa-Tänzer der Welt! Du wusstest genau, worauf es ankommt.

Ich klicke zurück auf die Suchergebnisse und gehe die Liste durch. Irgendwo muss doch was Sachliches über Abtreibung stehen. Sonst muss ich zu einer Beratungsstelle und das will ich nicht. Jedenfalls nicht sofort. Da: »Abtreibung ist Frauenrecht.« Danke! Wer auch immer das geschrieben hat. Okay, das klingt doch schon besser. »Wenn deine Familie hinter dir steht, ist das eine große Hilfe, bedeutet aber auch wieder Abhängigkeit, wo du dich doch gerade abnabeln wolltest. Du gehst eine Verpflichtung für die nächsten achtzehn Jahre ein, wenn nicht sogar länger – in einem Alter, in dem du sorglos leben und Zukunftspläne schmieden könntest. Ein Baby zu bekommen, ist ein wunderbares und faszinierendes Ereignis, aber auch eine große Herausforderung. Vielleicht entscheidest du dich auch schweren Herzens für einen Schwangerschaftsabbruch. Die seelische Belastung ist groß, sowohl vor der Abtreibung als auch danach. Auch körperlich bedeutet ein Schwangerschaftsabbruch immer ein gewisses Risiko. Aber es ist dein Leben, und wenn es nun mal deine Entscheidung ist, abzutreiben, kannst du hier lesen, was bei dem Eingriff passiert.« Das ist ja interessant. Da steht, Schwangerschaftsabbrüche seien so alt wie die Menschheit. Und dass eine Abtreibung nicht immer als strafbare Handlung galt. In der Antike war das ungeborene Kind ein Teil der Eingeweide und deshalb war ein Abbruch nichts Besonderes, bis dann irgendein Kirchenlehrer den Abbruch mit Mord gleichgesetzt hat. Aha! Weiter. Da steht es. In den ersten zwölf Wochen ist der Schwangerschaftsabbruch zwar rechtswidrig, aber nicht strafbar. Was ist denn das für ein Blödsinn? Also ist er legal. Okay. Zumindest darüber weiß ich jetzt Bescheid. Bis zur zwölften Woche kann ich abtreiben. Ich muss nur davor ein Beratungsgespräch führen, um einen Erlaubnisschein zu bekommen. Bei dem Gespräch darf ich nicht unter Druck gesetzt werden. Allerdings darf der Arzt oder die Ärztin entscheiden, ob ich ausreichend urteilsfähig bin für eine solche Entscheidung.

Und wie läuft so ein Interview ab?

»Guten Tag, woran leiden Sie denn, Fräulein Brahms?«

»Kai und ich lieben uns nicht mehr und ich brauche einen Schein.«

»Ja, klar, dann können Sie natürlich abtreiben. Sie sind ja reif genug zu erkennen, in welcher Situation Sie sich befinden. Und dann, ich möchte Sie ja jetzt nicht unter Druck setzen, aber haben Sie denn auch mal an Heirat gedacht?«

»Nein.«

»Aber Ihr Kind braucht doch einen Vater.«

»Ich wollte doch aber abtreiben.«

»Das bräuchten Sie ja nicht, wenn Sie heiraten ...«

Okay, das ist jetzt nicht die Frage.

»Wie funktioniert das denn nun, der Abbruch?«

»Der Abbruch, Fräulein Brahms, der Abbruch selber geht schnell. Das Absaugen dauert nur ein paar Minuten. Danach sollten Sie sich aber zu Hause ins Bett legen. Zwei, drei Tage. Es sich gemütlich machen. Anstrengungen vermeiden. Und Sie werden einige Tage bluten, bis die Schleimhaut der Gebärmutter abgeheilt ist.«

»Dann kriegt ja meine Mutter alles mit!«

»Ja, wollten Sie es ihr denn nicht sagen?«

Ich mache den Computer aus. Ich muss mich entscheiden. Und zwar schnell. Zwölf Wochen sind doch noch nicht vorbei, oder? Ich gehe in mein Zimmer und nehme meinen Kalender. Dann bleibt mein Blick auf dem heutigen Datum haften. Es ist dick in Rot und Blau umkringelt. Heute ist der Tanzauftritt. Wenn ich mir vorstelle, dass das noch vor zwei Wochen das Wichtigste in meinem Leben war, könnte ich mich totlachen.

Das Ganze findet in einem Einkaufscenter statt. Ein Riesenfest. Alle Geschäfte machen irgendwas und eine Freundin unserer Tanzlehrerin, die eine Boutique hat, wollte uns einige ihrer Sachen als Kostüme geben. Ich hätte einen dunklen Bleistiftrock mit einer rosa Satin-Bomberjacke und Chucks zum Umklappen getragen.

Janna, jetzt bleib doch mal bei der Sache.

Vielleicht sollte ich eine Münze werfen? Warum nicht. Mal sehen, was die Glücksgötter mir zu sagen haben. Ich könnte zehn Cent darüber entscheiden lassen, ob ich Mutter werde oder nicht.

Ich lasse den Blick über meinen Schreibtisch wandern. Da müssen irgendwo zehn Cent liegen. Drei Pakete Kaugummi, ein rosa Textmarker, eine alte Kassette *Family Portrait* von Pink, meine silbernen Armreife, Lippenstift, Eyeliner, die Halskette mit den grünen Plastiksteinen, die mir Gizem geschenkt hat, ein Stofffrisbee, die leere Parfümflasche *Miracle* von Lancôme.

Alles da, nur keine Münze, die ich werfen könnte.

Ob dieser Traum von Kai und mir was zu bedeuten hat? Dass er plötzlich tanzen konnte? Damals, als ich ihm den Salsa beibringen wollte, hat er irgendwann aufgegeben, sich auf den Boden geworfen und so getan, als wäre er ein Hund. Er hat gebellt und gehechelt, kam auf allen vieren zu mir gekrochen und ist an mir hochgesprungen. Echt süß.

Ein Windhauch bewegt das kahle Geäst der Kastanie und einer der Äste kratzt am Fenster. Ich sehne mich danach, dass sie wieder grün wird. Nach Sonne. Danach, mich zu bewegen.

Und warum tanze ich dann heute nicht!?

Auftritt

Ich stehe im Bus. Er ist brechend voll. Ist das okay, dass ich jetzt doch zum Auftritt gehe? Für einen Augenblick wird mir angst und bange. Was ist, wenn ich im Einkaufscenter ankomme und Gizem oder eine der anderen mich sieht? Ich werde einfach sagen, ich hätte mich von zu Hause weggeschlichen und sie sollen meiner Mutter bloß nichts verraten. Lange halte ich diese Lügerei nicht mehr aus.

Der Bus hält. Vor der Hintertür steht eine Frau mit Kinderwagen. Als die Tür aufgeht, guckt sie Hilfe suchend herein. Zuerst rührt sich niemand. Sie nimmt ihren Mut zusammen:

»Entschuldigung, kann mal jemand mit anfassen?«

Eine andere Frau hat sie gehört und beugt sich vor. Sie nimmt den Kinderwagen an der Rückseite und zieht ihn mit rein. Einige Leute machen lange Gesichter und treten zur Seite. Die Mutter ist jetzt auch drin. Sie beugt sich zu ihrem Kind und sieht nach, ob es das Einsteigen gut überstanden hat. Zumindest brüllt es nicht.

»Ist es ein Mädchen oder ein Junge?«, fragt die Frau, die geholfen hat.

Die Mutter sieht auf. In ihren Augen steht Kampfeslust. Sie hat überhaupt nicht verstanden, wer da zu ihr spricht.

Wahrscheinlich denkt sie, jemand hätte sie angemacht, weil sie zu viel Platz wegnimmt. Dann erkennt sie die Frau, die ihr geholfen hat.

»Ach so. Ein Junge und er wird immer schwerer.«

Im Einkaufscenter hängen überall Luftballons. Siebziger-Style. Keine Fenster. Rolltreppen und Pflanzen in Betonkübeln mit so braunen Kugeln statt Erde. Aus jedem Geschäft dröhnt eine andere Musik. »25 Jahre Wohlfühlkauf« steht auf großen Plakaten. In der ersten Etage ist eine Bühne aufgebaut.

Im Moment moderiert da oben ein Brad Pitt für Arme ein Quiz. Mannomann! Es ist wirklich ein Ratespiel für Blöde. Welche Läden gibt es im Center und wo liegen sie?

Trotzdem haben wir uns alle gefreut, hier auftreten zu können, als Rosalyn davon erzählt hat. Rosalyn ist unsere Tanzlehrerin und hat echt was drauf. Sie ist einfach unermüdlich, obwohl sie schon über vierzig ist. Tanzlehrerin, Choreografin und Jazzsängerin. Das sagt sie immer von sich. Wenn man sie nur antippt, erzählt sie einem sofort ihre ganze Lebensgeschichte. Sie kommt aus England und angeblich hat sie ihren Eltern schon mit sieben verkündet, dass sie Tänzerin werden wird.

Der Moderator bedankt sich und tritt ab. Auf der Bühne wird es etwas dunkler. Jetzt sehe ich Gizem und die anderen. Sie stehen mit Rosalyn neben der Bühne und sehen aufgeregt aus.

Dann ist unsere Musik zu hören. Britneys »Baby One More Time«. Auch wenn sie nicht mehr so hip ist und die meisten mehr auf Norah Jones, Katie Melua oder Joss Stone stehen, für die Choreografie ist das Lied hundertpro richtig. Und außerdem ist Britney nicht einfach nur so eine seelenlose Pop-Puppe, wie viele sagen. Die Choreografie haben wir uns ausgedacht, nachdem wir ein Interview mit ihr gesehen hatten. Das war nach diesem Kuss mit Madonna und der Frage, ob der nun mit oder ohne Zunge war. Britney ließ sich damals ein Tattoo auf den Nacken machen, und als der Interviewer auf MTV es sehen wollte, drehte sie sich um und hob kurz ihren Pferdeschwanz hoch. Aber bevor man was sehen konnte, fing sie an, mit dem Hintern zu wackeln, und alle glotzten nur noch auf ihren Hintern.

Es war verblüffend und cool. Du zeigst auf einen Teil von dir und dann bewegst du dich ganz woanders und alle erstarren, so geschockt sind sie vor Sex. Auf diese Weise haben wir die Choreografie aufgebaut. Es geht immer darum, dass wir die Aufmerksamkeit auf ein Körperteil lenken und dann mit einem anderen was Überraschendes machen. Echt raffiniert. Es ist genauso, als ob deine Mutter dich nach den Hausaufgaben in Mathe fragt und du ihr antwortest: »Ja, ich bin schwanger!«

Jetzt kommen sie auf die Bühne. Schnell verziehe ich mich weiter nach hinten in eine Ecke neben ein paar Mülltonnen und Pflanzenkübel. Gizem und die anderen sehen wirklich schön aus. Besonders Gizem mit ihrem blau schimmernden, bauchfreien Top.

Gleich werden sie alle die linke Hand heben, den Kopf nach rechts drehen, mit der rechten Hand ihre Haare im Nacken hochschieben und dann nach einem winzigen

Moment die linke Hüfte vorschieben und mit dem Becken kreisen. Das ist unsere Britney-Attacke auf das Publikum. Ich liebe sie. Danach tanzen wir ein paar Takte nur mit den Gesichtern und unseren Augen. Wir dachten am Anfang nicht, dass das geht. Aber es funktioniert.

Die Musik macht an dieser Stelle eine kleine Pause. Jetzt kommt der Moment. Alle sechs hören auf, mit den Becken zu kreisen, sie halten inne und blicken über das Publikum. Dann huscht ein Lächeln über ihre Gesichter. Jetzt stellen sie sich vor, Britneys Tattoo sei Angela Merkel als Kleiner Vampir. So haben wir es abgemacht. Einen Augenblick stelle ich mir das Tattoo vor, wie ich es bei den Proben getan habe, und lasse den Blick über die Menge wandern. Und dann hält etwas meinen Blick auf. Das ist doch nicht wahr!

Ich merke, wie meine Lippen anfangen zu zittern. Mitten im Publikum steht Kai und sieht auf die Bühne.

Kai ist gekommen, um sich den Auftritt anzusehen.

Kai ist hier. Er hat Sehnsucht nach mir! Ohne, dass ich es verhindern kann, bricht es aus mir raus wie ein Sturzbach. Alle Tränen, die sich hinter meinen Augen versteckt gehalten haben, laufen mir plötzlich eine nach der anderen über die Wangen und in die Mundwinkel.

Kai, ich bin dir also nicht egal.

Der Feuerwehrmann steht urplötzlich neben mir.

»Hallo, junge Dame, so aufgelöst?! Kann ich Ihnen behilflich sein?«

Gerade will ich ihn anfauchen, er soll mich in Ruhe

lassen, als ich stocke. Es ist ein alter Feuerwehrmann mit einem riesigen Schnurrbart und er sieht eigentlich sehr freundlich aus.

»Sie weinen ja lauter als die Musik da auf der Bühne, da dachte ich, ich sehe besser mal nach Ihnen. Alles in Ordnung?«

Ich spüre, wie meine Mundwinkel wieder nach unten gehen. Dann setze ich mich auf den Pflanzenkübel und lege die Hände vors Gesicht. Bestimmt sehe ich schrecklich aus. Der Feuerwehrmann hockt sich neben mich. Vielleicht denkt er, ich wäre betrunken oder so.

»Ist Ihnen schlecht oder haben Sie Kummer?«

Ich sehe auf und treffe seinen Blick. Dann schüttele ich den Kopf. Ein paar Haare fliegen mir in den Mund und ich puste sie weg. Und plötzlich bricht es einfach aus mir raus.

»Ich bin schwanger!«

Er sieht mich stumm an. Er lacht nicht, er lächelt nicht mal, er legt mir auch nicht die Hand auf die Schulter. In ihm arbeitet es. Hoffentlich fragt er mich nicht, wie alt ich bin. Mir schießen schon wieder Tränen in die Augen und ich schluchze.

Seine Stimme dringt an mein Ohr.

»Sie sind noch sehr jung!«

Ja, das bin ich. Ich bin jung. Ich bin viel zu jung für ein Kind. Ich sollte da oben auf der Bühne stehen und tanzen.

Ich sollte mit meiner Mutter über meine Noten streiten und mit Gizem diskutieren, wer die besten Typen in unserer Klasse sind. Ich sollte alles tun, nur nicht allein hier sitzen und zwischen einer Mülltonne und Betonkübeln mit falscher Erde heulen, weil ich schwanger bin.

»Soll ich Sie nach Hause bringen lassen?«

Ich schüttele den Kopf. Ich kann jetzt nicht sprechen. In meinem Kopf ist eine Nebelwand aus Tränen und ich komme mir vor wie ein kleines Schiff in einem riesigen Sturm.

Der Feuerwehrmann sagt nichts. Er kniet einfach da und guckt mich an. Und plötzlich nimmt er meine Hand und hält sie fest.

»Haben Sie bisher noch mit niemandem darüber gesprochen?«

Ich muss fast lächeln, so klug ist er.

»Nein.«

»Haben Sie keinen Arzt? Oder eine Ärztin, der Sie vertrauen können?«

»Was?«

»Wenn Sie ein Kind bekommen oder auch nicht, dann brauchen Sie in jedem Fall Hilfe, Unterstützung. Sie sollten das mit jemandem besprechen.«

Wie schön wäre es, wenn der alte Feuerwehrmann mein Vater wäre. Einer, der mich tröstet und liebt. Ich schluchze noch einmal. Dann lächle ich. Er sieht mich verständnisvoll an.

»Sind Sie alleine hier?«

Ich nicke, doch dann schüttele ich den Kopf.

»Meine beste Freundin tanzt da auf der Bühne. Ich hätte da auch mittanzen sollen. Aber … na ja.«

Er nickt.

»Möchten Sie, dass ich sie hole?«

Er merkt, dass ich zögere.

»Wenn es Ihre beste Freundin ist, dann können Sie vielleicht mit ihr sprechen?!«

Entschieden schüttele ich den Kopf. Auf keinen Fall. Wenn Gizem oder Kai mich hier sehen, ist alles aus. Aber ich spüre, dass er Recht hat. Ich habe zu lange geschwiegen. Ich brauche jemanden, dem ich mich anvertrauen kann. Auch wenn ich schreckliche Angst davor habe.

Dann wische ich mir die Tränen ab.

»Danke, aber ich muss mit jemand anderem sprechen«, sage ich.

Mama

Vor zwei Jahren hätte ich bestimmt als Erstes mit Mama gesprochen. Aber seit ich mit Kai zusammen bin, hat sich das verändert. Besonders seit unserem großen Streit. Mama findet nämlich, dass Kai und ich zu früh zu eng zusammen waren.

Ich bin echt ausgeflippt, als sie das gesagt hat.

Es war Sommer. Kai und ich haben damals nur auf dem Bett gelegen und Musik gehört und Mama ist einfach ins Zimmer gestürmt. Sie hat vorher nicht angeklopft oder gerufen, nichts. Sie hat einfach den Kopf zur Tür reingesteckt und wütend geguckt. Ich habe damals in ihren Augen alles gelesen. Sie hatte Angst, sie erwischt uns beim Sex. Und irgendwie wollte sie es auch. Dann hätte sie so was sagen können, wie *nicht in meiner Wohnung*.

Ich weiß genau, wovor sie Angst hat. Ich weiß es, weil ich nämlich selber genauso zur Welt gekommen bin: ungewollt und zu plötzlich. Mama hat Schiss, dass mir das auch passiert.

Sie hat Kai damals rausgeschmissen. Höflich, aber eiskalt hat sie zu ihm gesagt, er solle mal besser gehen, es sei noch etwas zu früh am Tag, um schon im Bett zu liegen. Ich stand daneben und wusste nicht, was ich machen sollte.

Erst als Kai weg war, hab ich sie angeschrien, dass sie kein Recht hat, meinen Freund zu beurteilen, und sie wäre schließlich mit einem Typ ins Bett gegangen, der sich nie um seine Tochter gekümmert hat. Es war der schlimmste Streit, den wir je hatten. Mama hat danach geheult, bei sich im Zimmer. Und ich habe bei mir gesessen, in die Kastanie gestarrt und mir gewünscht, ich wäre nie geboren worden.

Ich habe ihr das nie verziehen.

Mein Vater und Mama haben an der Rezeption im Hotel Krone gearbeitet, als sie sich kennen gelernt haben. Ich weiß das, weil Mama immer noch da arbeitet. Seit über sechzehn Jahren ist sie da. Und ich schätze, sie wird dort auch bleiben.

Am Morgen jedenfalls muss der Nachtdienst von der Rezeption immer noch in der Küche das Frühstück vorbereiten und im Frühstücksraum eindecken. Mein Vater ist damals ab und zu früher zur Arbeit erschienen und hat Mama nach dem Nachtdienst in der Küche geholfen. Mama dachte zuerst, er täte das nur, um selber etwas zum Frühstück zu bekommen. Er war damals Student und hatte wahrscheinlich nicht viel Geld. So konnte er auf alle Fälle ein paar Brötchen und etwas Kaffee einheimsen.

Aber er kam wohl auch wegen ihr.

Meine Mutter sieht nicht gerade super aus. Sie hat große Zähne und sehr hohe Wangenknochen. In alten Filmen sieht man solche Frauengesichter öfter. Früher galt das vielleicht als schön, aber ich finde, sie sehen eher etwas traurig aus.

Die Wangen nach innen gedrückt, die Augen in etwas zu tiefen Höhlen. So in der Art von Greta Garbo oder Marlene Dietrich. Schwarz-Weiß-Gesichter eben.

So ähnlich sieht Mama auch aus. Nur dass sie nicht wie eine Diva wirkt, sondern eher müde und eingefallen. Meistens hat sie den Mund etwas vorgeschoben, als würde sie einem sofort ins Wort fallen, und in ihren Augen liegt die ganze Zeit etwas Misstrauisches, als ob sie erwartet, dass man sie angreift oder anmacht oder ihr gleich einen Vorwurf unter die Nase reiben will.

Mama ist manchmal das volle Opfer. Besonders, wenn sie mal wieder betonen muss, dass sie im Recht ist. Dann zieht sich alles an ihr zusammen, ihr Gesicht ballt sich zur Faust, und sie sieht einen mit diesem Blick an: *Warum ist die ganze Welt eigentlich immer gegen mich?*

Ich stehe vor dem Hotel.

Ich habe mich immer gefragt, ob ich hier drin gezeugt worden bin, und in welchem Zimmer sich das wohl abgespielt hat. Diese Frage habe ich Mama nie gestellt, aber eigentlich weiß ich, dass es dort geschehen ist. Ich glaube, dass mein Vater sie kurz vor Morgengrauen an der Rezeption angemacht hat und dass sie dann in einem der Zimmer miteinander geschlafen haben. Ich bin das Produkt eines Abenteuers in einem Hotelbett.

Mama spricht nicht gerne darüber. Aber wenn ich mir alles richtig zusammengereimt habe, hat sie damals gehofft, dass sie und mein Vater heiraten und noch mehr Kinder bekommen würden. Gut, vielleicht war es ja auch nur ein

One-Night-Stand von zwei Nachtportiers im Frühstückssaal und meine Mutter hat erst im Nachhinein beschlossen, dass es mehr sein soll. Aber vielleicht hat mein Vater ihr von seinem Architekturstudium erzählt. Um sie zu beeindrucken. Vielleicht hatte sie echt Grund zu glauben, er würde ihnen als fertiger Architekt ein Haus bauen, in dem sie dann gemeinsam alt werden könnten. Stattdessen hat er sie mit mir sitzen lassen.

Er wollte keine Familie. Ich weiß nicht, ob sie über Abtreibung gesprochen haben, was sie überhaupt miteinander besprochen haben oder nicht. Auf alle Fälle aber findet meine Mutter, dass sie damals irgendwie die Arschkarte gezogen hat.

Der Hoteleingang hat eine große elektrische Tür, die sich aufschiebt, wenn man auf den Boden davor tritt. Als Kind habe ich gerne mit der Tür gespielt. Ich bin auf den Boden gesprungen und die Tür ist aufgefahren. Dann bin ich zurückgehüpft und die Tür ging wieder zu.

In der Eingangshalle liegt ein verblichener Teppich und vor der Rezeption stehen ein paar Clubsessel um einen niedrigen Steintisch.

Meine Mutter arbeitet schon lange nicht mehr an der Rezeption. Sie hat inzwischen ihr eigenes Büro weiter oben. Am Empfang steht jetzt ein junger Mann mit kurzen blonden Haaren. So ein Typ, der immer gleich rot wird. Schüchtern eben. Ich mag schüchterne Menschen. Sie gehen einem nicht so auf den Wecker und hören besser zu.

»Hallo, ich bin Janna Brahms. Ist meine Mutter da?«

»Frau Brahms?«

Der Blonde sieht mich beflissen an. Hoffentlich hat mein Vater nie so geguckt, wenn ihn hier jemand was gefragt hat.

»Ich gehe direkt nach oben!«

»Äh, ja, natürlich.«

Dann lächelt er.

»Ich wusste nicht, dass Frau Brahms eine Tochter hat.«

Je älter man wird, desto weniger reden Mütter über einen. Das habe ich auch schon gemerkt. Würde ich über mein Kind reden, wenn es fünfzehn ist?

Der Blonde kommt hinter dem Tresen hervor.

»Soll ich Ihnen den Fahrstuhl rufen?«

Er siezt mich. Klasse. Dafür bekommt er ein Lächeln. Aber ich schüttele den Kopf.

»Ich nehme die Treppe. Ich kenne mich hier aus. Ich bin hier drin groß geworden. Meine Eltern haben mich hier gezeugt.«

Ihm bleibt der Mund offen stehen und er sieht mich an, als sei ich verrückt. Ich lächele ihn immer noch an.

»Das war ein Witz. Mein Vater ist Architekt in Griechenland.«

Jetzt versteht er noch weniger. Stattdessen wird er rot und verschwindet wieder hinter seinem Empfang.

Ich laufe die Treppe hoch. Es ist ein altes Haus. Die Stufen ziehen sich rund um den Fahrstuhlschacht. Durch das Gitter kann man auf die andere Seite sehen. Auf jedem Absatz guckt man durch ein Fenster mit bunten Glasmotiven in den Hof. Das ganze Hotel hat etwas Vertrautes und Liebevolles an sich, und die Treppe hochzugehen und das abgegriffene Geländer durch meine Finger gleiten zu lassen, fühlt sich ein bisschen so an, als würde ich in mein Kinderzimmer zurückkehren.

Als ich reinkomme, sitzt meine Mutter im Büro an ihrem Computer. Sie muss schon eine ganze Weile vor dem Bildschirm gesessen haben, denn ihre Augen wirken müde. Sie reibt sie sich kurz und setzt ihre Brille auf. Dann lächelt sie.

»Janna, was machst du denn hier?«

Sie steht auf und kommt um den Schreibtisch. Schnell, bevor sie mich berühren kann, hole ich tief Luft.

»Ich muss dir was sagen.«

Ihre Lippen verziehen sich misstrauisch und sie bleibt stehen.

»Hast du damals daran gedacht, mich abzutreiben?«

Sie sieht mich geschockt an. Und im selben Moment versteht sie. »Du bist schwanger?«

Natürlich, sie ist meine Mutter. Und jetzt ist ihre größte Angst wahr geworden. In ihrem Gesicht zuckt es.

»Seit wann weißt du es?«

»Seit einer Woche.«

»Und Kai?«

Ich zucke mit den Schultern. Ich möchte mich in ihre Arme werfen, will, dass sie mir über den Kopf streichelt und sagt: *Ja, das kenne ich. Bei mir war es genauso. Ich war auch sehr überrascht, als du plötzlich da warst. Aber dann war mir klar, das Leben mit dir wird wunderschön!*

Immer noch sieht sie mich mit diesem schockierten Blick an.

»Du hast es ihm nicht gesagt? Warum denn nicht?« Sie überlegt. »Damit er sich keine falschen Hoffnungen macht?«

»Nein«, sage ich, »ich muss das alles erst mal selber verstehen.«

»Aber was gibt es denn da zu verstehen? Vor allem ist das jetzt mal eilig. Im wievielten Monat bist du denn, um Himmels willen?«

Ich wusste es. Sie meint natürlich ganz genau zu wissen, was ich tun muss. Kein Baby. Auf gar keinen Fall.

»Ich bin mir nicht sicher«, sage ich.

Ihr Blick wird bohrend.

»Wie bitte? Du musst doch wissen, in welchem Monat du bist!«

»Das weiß ich. Aber ich bin mir nicht sicher, ob ich dasselbe denke wie du!«

»Janna!«

Sie sieht aus, als würde sie sich auf mich stürzen wollen, aber dann reißt sie sich zusammen.

»Du kannst doch unmöglich ein Kind wollen! Das ist doch ein absoluter Klotz am Bein.«

Plötzlich bin ich mir nicht mehr so sicher, ob ich eine gute Mutter sein kann. Vielleicht war es ja wirklich nur ein Unfall.

Mama steht da wie ein großer Schattenvogel, und ich bin das Ei, das sie gelegt hat. Wenn sie jetzt einfach sagen würde, dass sie mich liebt, dass sie mich so sehr liebt, dass ich kein Kind bekommen soll, vielleicht würde mir das helfen? Aber sie tut es nicht. Sie ist nur eine nervöse Frau mit einer roten Brille, die will, dass ich mein Kind abtreiben lasse.

»Janna! Du hast nicht mal einen Mann zu deinem Kind. Du hast keinen Beruf. Du gehst noch zur Schule. Du kämpfst mit deinen Noten. Du begreifst doch gar nicht, was du da vorhast!«

Anklagend sieht sie mich an. Ich habe doch überhaupt nicht gesagt, dass ich das Kind behalten will. Ich habe nur gesagt, dass ich nicht weiß, was ich tun soll. Aber das scheint sie nicht zu kapieren.

»Du hast mich doch auch gekriegt!«

Sie wird bleich.

»Janna, das war damals eine ganz andere Situation.«

»Aber du warst auch nicht verheiratet. Und du hattest auch keinen richtigen Job.«

»Ich hatte immerhin eine Ausbildung.«

»Aber du hast gedacht, dass mein Vater dich heiratet! Ich denke das nicht von Kai.«

Höhnisch verzieht sie das Gesicht.

»Da machst du es deinem Freund aber leicht.«

»Wieso?« Ich schüttele den Kopf. »Ich mache mich einfach nicht abhängig von ihm.«

Mit zwei schnellen Schritten kommt sie auf mich zu.

»Worauf willst du hinaus? Dass ich dich ohne Mann nicht hätte haben wollen?«

Ich zögere.

»Vielleicht!«

Sie hebt die Hand, als ob sie mir eine Ohrfeige geben will.

Aber dann fasst sie sich ins Gesicht. Wenn sie anfängt zu weinen, rollt immer erst eine einzelne Träne aus ihrem Auge, die sie mit dem Handrücken wegwischt.

Ich bin noch nicht fertig.

»Jedenfalls kannst du nicht einfach über mich bestimmen.«

Sie zieht die Hand aus ihrem Gesicht weg. Dabei fällt ihr fast die Brille runter und sie rückt sie schnell wieder zurecht.

»Janna, wie bescheuert bist du eigentlich?«

Was habe ich mir bloß eingebildet? Habe ich echt gedacht, sie würde mir um den Hals fallen und laut rufen, ich liebe dich?!

Ich muss raus hier, einfach weg. Ich reiße die Tür auf und renne auf den Flur. Dann packe ich das Treppengeländer. Als Kind habe ich das geliebt. Es ist fast wie Fliegen. Du nimmst das Geländer in die Hand, stützt dich auf und springst einen ganzen Absatz auf einmal runter. Du fällst nicht. Du kannst den ganzen Treppenabsatz mit einem Sprung runtersausen. Über die Stufen schweben. An den Fenstern vorbei.

Ich muss meine eigene Entscheidung treffen. Dafür bin ich ganz alleine verantwortlich. Tschüss, Mama.

Ich könnte jetzt laut rufen. Stattdessen springe ich und fliege. Es gibt niemanden auf der Welt, der mir die Entscheidung abnehmen wird. Das einzige Wesen, das mir helfen könnte, ist dort drinnen in meinem Bauch.

Ich weiß nur eins. Wenn es zur Welt kommt, werde ich

für es da sein und ihm keine Vorwürfe dafür machen, was sein Vater mir angetan hat. Ich werde es einfach lieben.

So viel steht fest.

Unten an der Rezeption steht der blonde Typ mit offenem Mund und sieht zu, wie ich den letzten Absatz runterspringe und an ihm vorbei auf die Straße laufe. Er wird sich den ganzen langweiligen Tag fragen, was eben da oben los war. Und nie und nimmer wird meine Mutter ihm erzählen, was passiert ist.

Es hat gut getan, ihr die Wahrheit zu sagen.

Richtig geküsst

Ich bin aufgeregt und gleichzeitig total müde, aber ich hab einfach keine Lust, jetzt nach Hause zu gehen. Ich brauche Wind, Luft, Geräusche, Licht. Egal, ob es Winter ist oder nicht. Wenn ich schlecht drauf bin, laufe ich am liebsten rum und lasse mir dabei das Gehirn freipusten.

Am allerliebsten würde ich tanzen gehen. Aber wo? Um diese Uhrzeit hat keine Diskothek offen. Tanzen ist einfach das Schönste, was Füße tun können. Wenn ich tanze, geht es mir gut. Dann kann ich alles um mich herum vergessen. Mama tanzt fast nie. Wenn Mama auf einer Party tanzen soll, verkrampft sie total. Dagegen ist Kai ultrabeweglich und er ist wirklich kein großer Tänzer. Aber er tut es. Und es ist einfach geil, sich zusammen zu bewegen. Einmal im *90 Grad* war es wie ein Rausch. Ich weiß noch, wie ich ihm ins Ohr geflüstert habe, dass unser Tanz für mich das schönste Vorspiel sei. Kai hat mich total perplex angesehen. Aber dann war er echt heiß.

Eigentlich haben wir uns überhaupt nur übers Tanzen kennen gelernt. Gizem und ich waren gerade dabei, in der Schule Plakate für unseren Auftritt aufzuhängen. Auf dem Plakat stand in Rot *TanzFAKTORzehn*. Zehn, weil wir zu zehnt waren. Darunter waren ziemlich schräge Tanzschrittfolgen als gepunktete Linien zwischen Fußabdrücken aufgezeichnet und darunter stand, wo und wann unser Auftritt sein sollte. Kai tauchte plötzlich hinter uns auf. Er ist keiner, der einem sofort ins Auge springt. Dabei ist er total sportlich. Das sieht man aber erst, wenn er keine Klamotten mehr anhat. Er hat einen sehr schönen, muskulösen Körper. Nicht übertrieben, sondern genau richtig.

Ehrlich gesagt, er war mir bis dahin nie aufgefallen. Aber es gefiel mir, wie er da stand und uns zusah.

»Seid ihr das?«

Gizem drehte sich als Erste um. Das ist meistens so. Sie ist schlagfertiger als ich. Ich warte lieber erst mal ab.

Sie grinste ihn an und zeigte auf eine der Schrittfolgen.

»Das sind wir. Und wer bist du?

»Ich bin Kai.«

Ich bin Kai. Es klang so, als müsste man wissen, wer Kai ist. Ich musste lachen. Andererseits, was sollte er auch sagen? Jetzt sah er mich das erste Mal direkt an und ich merkte, dass ich ihm gefiel. Ich las es in seinen Augen. So eine Mischung aus cool und ein bisschen schmachtend. Und gleichzeitig grinste er irgendwie wie ein frecher Kojote.

»Ich könnte hinkommen, wenn ihr mich einladet. Dann habt ihr schon mal einen Zuschauer.«

Nicht schlecht für den Anfang, sich selber einzuladen.

»Tanzt du auch?«

Das war ich. Er schob das Kinn vor und nickte. Das macht er oft. Er sieht dann unheimlich energisch aus, als ob seine ganze Kraft in sein Kinn fließt. Ich sah ihn an.

»Und wo?«

Er zuckte die Schultern. »Wo ich gerade Lust habe.«

Blöde Antwort. Okay, er tanzte vielleicht mal, aber bestimmt nicht so wie wir. Und dann nervte er mich plötzlich. Wenn er kommen wollte, konnte er das doch auch, ohne sich vorher mit uns zu verabreden. Stand ja alles auf dem Plakat. Ich stieß Gizem an.

»Los, wir müssen noch ein paar aufhängen.«

Aber Kai ließ nicht locker.

»Also, was ist?«

Ich zeigte auf das Plakat.

»Da steht alles drauf.«

»Kann ich dann wenigstens ein Plakat haben?«

Das war wieder frech und gefiel mir.

»Mach's dir doch ab!«

Er reckte noch mal das Kinn vor.

»Dann müsst ihr aber erst abhauen.«

Irgendwie witzig, der Typ. Erst wollte er es direkt von uns geschenkt haben, aber beim Klauen sollten wir ihm nicht zusehen.

Am nächsten Tag war das Plakat wirklich weg. Dabei war gar kein Foto drauf. Völlig unspektakulär. Es war einfach nur rot auf schwarz mit einer ziemlich coolen Schrift.

Als ich es das nächste Mal sah, hing es sorgfältig angeheftet bei Kai zu Hause in seinem Zimmer.

Kai hat mir später erzählt, dass er mich vor unserem ersten Treffen schon ein paarmal aus dem Bus gesehen hatte. Ich weiß nicht, wann das gewesen sein soll. Es ist schwer, jemanden zu bemerken, der dich aus dem Bus ansieht. Du gehst auf der Straße, bist total in Gedanken, verpennt, hörst Musik oder eine Million Autos rasen an dir vorbei, und dann sitzt da einer hinter einer Scheibe im Bus und sieht dich an. Das ist, als würde dich jemand auf einer Leinwand beobachten.

Beim Auftritt selber ist er mir dann schon aufgefallen. Wir hatten so eine Breakdance-Nummer. Gizem, ich und drei andere katapultierten uns mit Flic-Flacs auf die Bühne. Dazu lief ein super schnelles Instrumentalstück von Music Instructor. »Super Sonic«, glaube ich.

Es war garantiert das erste Mal, dass Kai Mädchen breakdancen sah. Er hatte sich sehr süß angezogen, eine von seinen Mützen und ein ziemlich abgefahrenes Hemd mit einem grünbraunen Frosch-Aufdruck auf der Brust. Dabei guckte er mit offenem Mund zu, wie wir unsere Show abzogen.

Danach kam er zu mir und meinte, dass er jetzt nicht noch mal sagen würde, dass er selber auch tanzt. Aber dass er es supergerne mal mit mir probieren würde. Tanzen.

Dann zog er plötzlich einen Flasher raus. Einen rosa Mund, den ich mir aufs Handy kleben sollte, damit ich im Dunkeln sehen kann, wenn er mich anruft. Megasüß. Okay, und da hab ich ihm meine Nummer gegeben und er mir seine.

Als meine Mutter Kai das erste Mal zu Gesicht bekam, hatte ich ihr noch nichts von ihm erzählt. Trotzdem hat sie gleich gewusst, dass zwischen uns was läuft.

Es war nach der Schule, noch im Sommer. Kai und ich hatten uns nach dem Auftritt immer wieder getroffen. Das war jedes Mal total aufregend! Insgesamt sind wir fast anderthalb Jahre zusammen gewesen, bis ich schwanger geworden bin. Anderthalb Jahre! Und anderthalb Jahre ist nie was passiert. Egal.

Ich war zu Mama ins Hotel gegangen, um sie um etwas Geld fürs Kino zu bitten. Kai wollte mich unbedingt einladen, aber das wollte ich nicht. Ich finde es besser, wenn jeder für sich bezahlt.

Kai wartete vor der Hoteltür. Und meine Mutter wusste natürlich sofort Bescheid.

»Wer ist denn der Junge da draußen? Der ist doch bestimmt mit dir hier, oder?«

Dabei hatte ich ihn extra gebeten, ein paar Schritte wegzubleiben. Aber natürlich war er neugierig und wollte meine Mutter sehen. Jungs sind manchmal so doof. Ich hatte kaum einen halben Satz zu Mama gesagt – so was wie, nur einer aus meiner Schule – da stand sie auch schon auf der Straße und musterte ihn von oben bis unten.

Kai war total schüchtern, aber er hat ihr zur Begrüßung die Hand gegeben und sich vorgestellt: Guten Tag, Frau Brahms, ich bin Kai Bieker. Das weiß ich noch ganz genau. Irgendwie gefiel es mir nicht, dass er Mama die Hand schüttelte. Erstens hat er mir nie die Hand geschüttelt, und zweitens fand ich das Ganze peinlich.

Ich bin dann einfach losgelaufen und habe gewartet, dass er nachkommt.

Das erste Mal richtig geküsst haben wir uns erst eine ganze Weile später. Im Winter, fast vor einem Jahr. Kai wollte mich unbedingt sehen. Es war ein Sonntag. Ein verrückter Tag. Ich musste noch eine ganze Menge Hausaufgaben machen. Mama und ich waren zu Hause, draußen lag Schnee, und ich wusste deswegen nicht, wo wir uns sehen sollten, als er anrief. Aber Kai schlug sofort vor, dass wir uns im Park treffen könnten. Im Park?! Wir hatten uns noch nie im Park getroffen. Außerdem war es schon dunkel, und irgendwie hatte ich überhaupt keine Lust, nach draußen zu gehen. Jedenfalls, Kai bettelte am Telefon so lange rum, bis ich schließlich Ja sagte. Und dann machte ich was, was ich noch nie davor gemacht hatte.

Ich schminkte mir die Lippen rot und bemalte mir die Augen mit Lidschatten und Wimperntusche, damit sie größer wirkten. Ich sah aus wie eine unbekannte Französin. Jedenfalls kam ich mir so vor. Dann zog ich ein Tanzkostüm an und darüber einen dicken Mantel und Stiefel und ging runter.

Als Kai mir gegenüberstand, fiel er fast in Ohnmacht. Vielleicht sah ich echt aus wie dreißig. Ich weiß es nicht. Er traute sich jedenfalls kaum, mich zu begrüßen.

Wir gingen in den Park und setzten uns auf eine der Bänke. Ich sah ihn an und sagte kein Wort. Ich wollte nur, dass er mich auch ansah, und ich wollte wissen, ob ich ihm gefiel. Und dann plötzlich beugte er sich zu mir und wir küssten uns. Er hatte mich noch nie so geküsst.

Wir hielten uns fest und rollten von der Bank in den Schnee und küssten uns auf der Erde. Es war wirklich verrückt. Auf einmal war es so, als würde mein Bauch voller Schmetterlinge sein und mit mir davonfliegen.

Wenn ich damals schwanger geworden wäre, genau damals, als wir uns zum ersten Mal richtig küssten und ich einfach nur glücklich war, vielleicht hätte ich mich dann gar nicht gefragt, ob ich das Kind behalten würde, sondern es einfach abgetrieben. Ich weiß, das klingt bescheuert. Aber damals wollte ich nur Kai. Ich hätte mir bestimmt nicht vorstellen können, ein Kind zu bekommen. Und schließlich hätte ich ihn dann mit diesem Kind teilen müssen. Irgendwie hab ich das Gefühl, es hätte damals auch nicht passieren können. Ich glaube, wenn man wirklich glücklich ist, passiert nichts, was einen umhaut.

Ich werde Kai zu nichts zwingen. Ich werde ihm nur sagen, dass er dabei sein kann. Oder ich sage ihm gar nichts und bekomme das Kind für mich.

Ich habe noch keinen echten Plan. Aber ich habe angefangen, es mir vorzustellen, mein Kind. Ich stelle mir nicht vor, wie es aussehen wird oder so. Ob es blond ist oder schwarzhaarig oder groß oder klein. Ich denke mehr daran, wie ich mit ihm umgehen werde. Dass ich es nicht betrügen will, nicht anlügen und nicht verarschen. Ich würde ihm nicht sagen, dass sein Vater ein schlechter Mensch ist. Und wenn es später einen Freund oder eine Freundin hat, muss es sich nicht dafür rechtfertigen.

Mir wird langsam kalt.

Ich bin bestimmt eine Stunde durch die Stadt getigert. *Rumlaufen, rumjoggen, nicht mehr in der Bude hocken, rausgehn, rumgucken, Hauptsache nicht dumm gucken ...* Vielleicht gehe ich heute einfach mal wieder ganz alleine tanzen. Nur für mich. Oder ich sage Gizem alles und wir gehen zusammen. Jetzt, wo ich mit Mama gesprochen habe. Und was ist mit Kai? Ich muss es ihm sagen. Ich glaube, jetzt kann ich es. Wenn ich nur gewusst hätte, dass er sich den Auftritt angucken kommt! Wenn ich gewusst hätte, dass er vielleicht doch noch in mich verliebt ist. Kann ja auch sein, dass er das die ganze Zeit war. Schließlich habe *ich* ihn nicht mehr angerufen. Keine Ahnung, ob das Kribbeln jetzt wieder da ist, wenn ich ihn sehe. Aber eins weiß ich genau. Kai hält bestimmt zu mir.

Ich könnte auch gleich mit ihm reden. Ich habe ihn echt lange nicht mehr angerufen.

Ob er komisch ist am Telefon? Bestimmt will er wissen, warum ich nicht beim Auftritt dabei war. Vielleicht denkt er ja auch, ich hätte einen anderen.

Ich mach es einfach. Ich ruf ihn an. Oder ich schick ihm 'ne SMS. Ich kann ihm ja sagen, dass ich mich nicht getraut habe. Ich kann ihm auch sagen, dass ich mich nicht gemeldet habe, weil ich sauer war und ihn ein bisschen zappeln lassen wollte. Dass ich einfach ein bisschen auf Zicke machen wollte. Ich muss ja nicht gleich damit rausrücken, was los ist. Dann frage ich ihn, ob er nicht Lust hat, vorbeizukommen. Aber ich bin mir so unsicher, weil ich nicht weiß, was er sagen wird. Und wie ich es schreiben soll. Ich hab

schon seit Tagen tausend Sätze im Kopf, aber keiner kommt mir gut genug vor. *Hi, Kai, Lust vorbeizukommen?* Ich weiß nicht. Ich muss seit heute Vormittag einfach immer wieder an ihn denken. Aber ich weiß ja noch nicht mal, ob er kommt, wenn ich ihn frage. Oh Mann, jetzt habe ich Magenschmerzen. Es ist schon fast halb drei. Ich hab Angst vor der Antwort. Aber ich muss es ihm endlich sagen. Alles in mich reinzufressen, macht mich noch krank. Trotzdem: keine SMS. Mir fällt einfach nicht der richtige Satz ein. Ich ruf ihn an.

Ich habe die Nummer damals unter KAIKOJOTE abgespeichert. Weil ich sein Grinsen so kojotenmäßig fand. Und so ist es geblieben.

Ich setz mich auf einen Steinpoller an der Straße. *Hallo, Kai, ich bin's, Janna* … So ein Pech. Seine Mailbox.

Warum das denn? Soll ich jetzt was sagen? Aber was? *Kai, ich bin's, Janna. Ich weiß, ich hab mich lange nicht gemeldet.* Warum ist er bloß nicht rangegangen? Ich kenne niemanden, der nachmittags um drei sein Handy ausschaltet. Außer … Ob er vielleicht 'ne andere hat? Das Piepen kommt. Ich weiß immer noch nicht, wie ich es sagen soll? *Kai, hier ist Janna. Ich wollte dir nur sagen, Gizem hat mir gesagt, dass du heute beim Auftritt warst. Na ja, ich konnte leider nicht mitmachen. Wie war's denn? Kannst dich ja mal melden, okay? Bis bald vielleicht.*

Was für ein Schwachsinn. Zum Glück schaltet sich die Mailbox ab und ich klicke den Anruf weg.

Vielleicht war er ja auch gar nicht wegen mir beim Tanzen? Vielleicht spinne ich mir das ja überhaupt nur zusammen. Oh Mann, jetzt habe ich echt Bauchschmerzen.

Vielleicht ist ja alles schon viel zu spät!

Zu Hause reiße ich das Fenster auf.

Die Kastanie steht still im letzten Nachmittagslicht. Nur ein Ast bewegt sich ganz leicht. Im Flur blinkt der Anrufbeantworter. Kai? Hat er mich gehört? Ich spule zurück und höre mir die Nachricht an. Es ist Mama. Sie will, dass ich mich bei ihr melde. Da habe ich jetzt echt keinen Bock drauf. Vielleicht, wenn sie anders reagiert hätte. Aber so nicht.

So bescheuert wie Mama werde ich bestimmt nie sein. Wenn ich ein Kind habe, dann werde ich es auch lieben. Ich bin bestimmt in der Lage dazu.

Mein Kind.

Der Gedanke durchfährt mich wie eine Welle aus Wind und Licht.

Was hat der Feuerwehrmann gesagt? Ob ich nicht einen Arzt oder eine Ärztin habe? Und Mama behauptet ja sowieso, ich solle mich endlich wie eine Erwachsene benehmen.

Na also, dann tue ich das auch.

Mut, Mut, Mut

Am nächsten Nachmittag gehe ich zum Frauenarzt.

Ich setze mich auf einen dieser unbequemen Plastikstühle im Wartezimmer und sehe mich um. Ob die anderen Frauen sich wohl fragen, warum ich hier bin?

Bestimmt denken sie, ich will die Pille. Ist mir egal. Es macht mir nichts aus. Ich weiß, was ich will. Wenn sie mich blöd angucken, erzähle ich ihnen einfach einen Witz.

He, wisst ihr eigentlich, was ein kurzsichtiger Frauenarzt und ein Deutscher Schäferhund gemeinsam haben? Beide haben eine feuchte Nase!

Plötzlich habe ich Lust, mir die Hände auf den Bauch zu legen und mit dem Wesen in mir zu sprechen. Komisch, dass ich noch nie eine Frau gesehen habe, die mit ihrem ungeborenen Kind laut gesprochen hat. Wahrscheinlich tun sie es alle nur in Gedanken. So wie ich.

Hättest du gewollt, dass ich dich abtreibe oder glaubst du, ich kann eine richtige Mutter sein? Traust du mir zu, dass ich gut zu dir bin? Magst du es, wenn ich die Treppen mit dir runterspringe? Ist es schlimm für dich, wenn ich mit meiner Mutter streite? Kriegst du das alles schon mit? Oder bist du nur ein kleines Alien in mir, das nichts kapiert?

Es hat keinen Sinn, dass ich die anderen frage. Die anderen wissen immer nur, was sie wissen wollen. Wie es ihrer Meinung nach sein soll. Sie wissen gar nicht, wer ich bin. Und wer du bist, wissen sie schon gar nicht.

Aber eins verspreche ich dir. Ich werde bald mit Kai reden. So blöd wie meine Eltern bin ich nicht. Auf keinen Fall.

Der Gynäkologe, Dr. Robert, ist ein dicker, gemütlicher Typ. Nachdem er mich ins Sprechzimmer gebeten hat und ich ihm alles erklärt habe, untersucht er mich mit dem Ultraschall. Auf dem Bildschirm ist ein schwarz-weißes Gekräusel zu sehen. Er betrachtet es und nickt. Dann lacht er freundlich.

»Na, Janna, was machen Sie denn für Sachen?«

Sofort werde ich misstrauisch.

»Wieso?«

Aber er winkt lächelnd ab.

»So habe ich das nicht gemeint. Welche Veränderungen spüren Sie denn schon?«

»Also stimmt es?«

Jetzt ist er erstaunt.

»Das wussten Sie doch?! Ja, natürlich sind Sie schwanger. Ich würde sagen in der neunten Woche.«

Er deutet auf den Bildschirm und fährt langsam einige der Konturen nach. Ich erkenne etwas, das wie ein Erdnussflip aussieht.

Das also wird mein Kind. Ich mache die Augen zu und nicke.

Nach der Untersuchung bittet mich Dr. Robert, vor seinem Schreibtisch Platz zu nehmen.

»Wenn Sie wollen, kann ich Ihnen von dem Bild einen Ausdruck machen. Wollen Sie?«

Dr. Robert sieht mich forschend an. In seinen Augen steht eine unausgesprochene Frage. Hätte Mama mich doch auch einfach mal gefragt, anstatt dieses Wesen in mir nur *Klotz am Bein* zu nennen.

»Ich habe darüber nachgedacht«, sage ich mit überraschend fester Stimme, »und ich will das Kind.«

Dr. Robert nickt.

»Ich will Ihnen nicht zu nahe treten, Janna, aber haben Sie schon mit Ihrer Mutter gesprochen? Und mit dem Vater?«

Ich sehe ihm direkt ins Gesicht.

»Mit meiner Mutter ja. Sie ist absolut dagegen, aber es ist meine Entscheidung. Und mein Vater lebt nicht in Deutschland.«

Dr. Robert räuspert sich.

»Ich meinte eigentlich den Kindsvater.«

Ach so. Ich schüttele den Kopf.

»Dem werde ich es noch sagen.«

»Tja.«

Dr. Robert sieht auf seine Hände.

»Die Natur hat nichts dagegen. Sie sind jung und gesund. Ich werde nachher noch eine Blutprobe und etwas Urin zur Untersuchung brauchen.«

Er macht eine Pause.

»Janna, darf ich eigentlich noch Du sagen?«

Ich nicke und er lächelt kurz.

»Als dein Arzt muss ich dir sagen, dass es noch nicht zu spät ist für eine Abtreibung.«

Ich schlucke. Damit habe ich nicht gerechnet, dass er so deutlich wird.

»Sie haben mir eben mein Kind gezeigt und jetzt reden Sie von Abtreibung!«

»Das ist grausam, ich weiß. Aber ich muss dich bestmöglich informieren. Und das gehört dazu. Es gehört natürlich auch dazu, dass ich dir sage, niemand kann dich zu etwas zwingen, was du nicht willst. Es ist einzig und allein deine Entscheidung. Dir sollte aber auch klar sein, dass es nicht dabei bleiben wird. Du wirst mit deinem Kind nicht im luftleeren Raum leben. Die Menschen, die dich jetzt umgeben, werden dich auch weiter umgeben und du wirst wahrscheinlich auf ihre Hilfe angewiesen sein. Zum Beispiel auf die finanzielle Unterstützung deiner Mutter.«

Ich sehe ihn an.

»Sie sind schon mal besser als das Internet!«

»Wie bitte?« Verdutzt fährt er sich mit der Hand über die Lippen.

»Ich habe zuerst im Internet nachgeguckt, wegen Abtreibung und so. Aber ich finde, Sie machen das besser.«

Über sein dickes Gesicht huscht ein erfreutes Lächeln.

»Ich bin ja auch keine Internetseite. Wir reden ja schließlich miteinander.«

»Genau. Ich finde, es ist viel leichter, Gründe gegen ein Kind zu haben, als dafür.«

Dr. Robert sieht mich erstaunt an.

»Und wieso hast du dich dann so entschieden?«

»Mein Gefühl ist so.«

Er hört aufmerksam zu.

»Da bist du nicht alleine. Unsere sozialen Möglichkeiten sind heute sehr viel besser als noch vor hundert Jahren. Frauen haben dafür gekämpft, keine Kinder bekommen zu müssen. Und trotzdem gibt es heute viele junge Frauen, die sich ziemlich eindeutig dafür entscheiden. Mich wundert das übrigens. Ich würde mich das nicht unbedingt trauen.«

»Meine Mutter war auch nicht verheiratet, als ich geboren wurde. Und ich will mich nicht unter Druck setzen lassen, bloß weil ich noch zur Schule gehe oder nicht verheiratet bin.«

»Oh«, Dr. Robert hebt die Hände, »ich lasse absolut gelten, was du sagst und was du willst. Da kannst du dich hundertprozentig auf mich verlassen.«

Dann fragt er mich, ob ich wüsste, wie man den voraussichtlichen Geburtstermin errechnen könnte. Ehrlich gesagt, ich weiß es nicht. Neun Monate ist der Zeitraum, der mir vorschwebt.

Dr. Robert lächelt wieder.

»So sagt es der Volksmund. Tatsächlich dauert eine Schwangerschaft durchschnittlich 280 Tage. Das sind zehn Mondmonate. Oder anders gesagt vierzig Wochen.«

Im Stillen habe ich schon angefangen zu rechnen. Am 27. November war ich bei Kai.

Währenddessen erklärt Dr. Robert weiter.

»Man berechnet die Dauer einer Schwangerschaft vom ersten Tag der letzten Menstruation, selbst wenn der Zeitpunkt der Empfängnis erst mit dem Eisprung eintritt. Das heißt, an dem Tag, an dem du schwanger geworden bist, warst du praktisch schon in der dritten Schwangerschaftswoche. Weißt du noch, wann der erste Tag deiner letzten Menstruation war?«

Ich weiß es. Ich habe lange genug darüber nachgedacht.

»Ja«, sage ich, »der 22. November.«

Dr. Robert nickt. Er sagt nichts dazu, dass wir nicht verhütet haben.

»Dann zählen wir mal eine Woche hinzu. Das gibt den 30. November. Jetzt ziehen wir drei Monate ab und bekommen das Datum der erwarteten Geburt. Er überlegt, aber ich bin schneller.

»30. August«, sage ich, »Jungfrau.«

Dr. Robert lacht.

»Das war schnell gerechnet.«

Dann sieht er mich wieder aufmerksam an.

»Janna, wie gesagt, ich will mich in deine Entscheidung auf keinen Fall einmischen. Aber du hast gesagt, dass deine Mutter noch Schwierigkeiten hat, sich mit der neuen Situation anzufreunden. Wenn du willst, schick sie ruhig zu mir oder kommt mal zusammen.«

Er steht auf.

»Ich würde sagen, wenn nichts Außergewöhnliches passiert, sehen wir uns in drei Wochen wieder, einverstanden? Und hier, als erste Erinnerung …«

Er reicht mir das kleine Bild, das er ausgedruckt hat. Es ist so groß wie zwei Briefmarken und in der Mitte sitzt der kleine Erdnussflip.

Zu Hause erwartet mich meine Mutter mit einem Ratgeber von Pro Familia. *Schwangerschaftsabbruch. Was Sie wissen sollten. Was Sie beachten müssen.* Sie hält ihn mir einfach hin.

»Janna, ich möchte, dass du das liest und dass wir morgen darüber sprechen.«

»Okay.«

»Ich meine das sehr ernst, Janna.«

Am liebsten würde ich das Heft nehmen und in den Müll schmeißen. Aber ich muss sie nicht noch zusätzlich provozieren.

»Ich lese das schon.«

»Und dann möchte ich, dass wir einen Termin bei meinem Gynäkologen machen.«

Soll ich ihr sagen, dass ich gerade bei ihm war? Ich entscheide mich dagegen. Es spielt eh keine Rolle mehr. Sie muss mich jetzt ernst nehmen, ob sie will oder nicht.

Wie fremd mir Mama plötzlich ist. Es liegt nur ein Meter zwischen uns, aber dieser Meter ist tief wie ein Abgrund.

Plötzlich rutscht es mir über die Lippen.

»Wenn mein Kind dich erst mal ›Oma‹ nennt, bist du bestimmt wieder glücklich.«

Sie dreht sich einfach um und geht weg.

Ich nehme den Ratgeber, gehe ins Badezimmer und stecke ihn in den Ständer mit Mamas Illustrierten, den sie unter dem Waschbecken stehen hat. Morgen Früh werde ich ihr von Dr. Roberts Angebot erzählen. Bestimmt wird sie ihn dafür hassen.

Ich setze mich hin und starre auf den Boden. Die krakelige Sonne sieht aus wie eine krakelige Sonne und die Tänzerin tanzt. Sie sind da, aber gleichzeitig sind sie ganz weit weg. Worüber habe ich das letzte Mal nachgedacht, als ich sie gesehen habe? Es fällt mir nicht gleich ein. Ach so, natürlich. Der blaue Strich. Und davor? Ich kann mich nicht erinnern.

Ich sehe den Hund an. Hörst du mich? Ich bin immer noch die alte Janna. *J 4ever dancing queen.* Ich habe einen Haufen geheimnisvoller Sommersprossen im Gesicht und liebe es immer noch zu tanzen. Mein erster Freund, der eigentlich gar nicht mehr mein Freund ist, wird bald Vater werden. Ich habe keine Ahnung, was er dazu sagen wird. Meine Mutter kann sich demnächst »Oma« nennen. Und ich?

Was sagst du?

Ich soll einen Ball werfen, damit du ihn holen kannst?

Ja, so kommt es mir wirklich vor, das Leben hat einen Ball geworfen und ich trage ihn jetzt durch die Straßen. Aber es gibt niemanden, dem ich ihn bringen kann.

Sonnenfleck Brahms

Als ich am nächsten Morgen aufwache, ist mir schlecht.

Am liebsten möchte ich jetzt einfach im Bett liegen bleiben. Ich könnte Mama rufen und ihr sagen, dass ich mich zu einer Abtreibung entschlossen habe und ob sie mir bitte was zu essen ans Bett bringt. Und heißen Kakao.

Aber ich muss raus. Wenn ich nicht zur Schule gehe, handele ich mir bloß zusätzlichen Ärger ein.

Langsam setze ich mich auf. Es geht. Das Gefühl im Magen ist heftig, aber nicht unerträglich. Wenn ich mir allerdings vorstelle, die nächsten Monate so zu verbringen, könnte ich kotzen.

Oje, das hätte ich nicht denken sollen. Jetzt muss ich mich wirklich übergeben. Ich beiße die Zähne zusammen und stehe auf. Für einen Augenblick sehe ich mich in dem großen, runden Spiegel neben dem Schreibtisch an der Wand. Ich bin bleich und verschwitzt. Wie wird das erst sein, wenn ich einen dicken Bauch habe? Wenn ich mich wie ein bis zum Platzen aufgepumpter Ballon bewegen muss?

Ich lasse mich zurück aufs Bett sinken. Ich will nur kurz dasitzen. Nachdenken. Vorsichtig schließe ich die Hände zu Fäusten und öffne sie wieder.

Vor mir auf dem Boden leuchtet ein kleiner Sonnenstrahl auf. Februarsonne. Das dünne Licht tanzt über den Boden und spielt neben meinen Füßen Verstecken mit dem Bettpfosten. Es erinnert mich an das Bild, das mir Dr. Robert gegeben hat.

Plötzlich weiß ich, wie ich dich nennen werde. Sonnenfleck. Du wirst mein Sonnenfleck sein. Sonnenfleck Brahms. Okay, ich weiß, so kann ich dich nicht wirklich nennen. In der Schule wäre es mit so einem Namen nicht zum Aushalten. Sonnenfleck, hast du dich etwa bekleckert? Kein Problem! Machen wir einfach den Fleck weg. Oh, nein! Aber für mich alleine kann ich es doch wohl tun.

Schule. Gibt es das, dass ich zuerst an die Schule denke, wenn ich an einen Namen für dich denke? Da sieht man mal, was mir durch den Kopf geht. Natürlich denke ich an die Schule, auch wenn Mama mir immer unterstellt, ich täte es nie. Sogar dich schicke ich schon dahin, obwohl du noch gar nicht geboren bist. Ich muss aufs Klo.

Also noch mal. Ich stütze die Fäuste auf die Bettkante und stehe vorsichtig auf. Es geht. Mir ist nicht viel besser, aber es geht. So leise wie möglich tappe ich durch den Flur ins Bad und mache die Tür hinter mir zu. Und dann beuge ich mich über die Kloschüssel und übergebe mich.

Verdammter Mist. Hoffentlich hat sie nichts gehört! Ich spüle mir den Mund aus und gehe in die Küche.

Meine Mutter sitzt am Küchentisch und sieht mir entgegen. Vor ihr steht ein Teller mit Toast und sie schiebt mir eine Scheibe hin.

»Du solltest dir was zu essen ans Bett stellen. Wenn du was im Magen hast, bevor du aufstehst, geht es besser.«

Dankbar schiebe ich mir den Toast in den Mund und beginne zu kauen. Sie schweigt. Dann zeigt sie auf den Ratgeber, der vor ihr auf dem Tisch liegt.

»Du hast die Broschüre nicht gelesen.«

Ich kaue weiter und sehe sie an. Es macht keinen Sinn, jetzt irgendwas zu sagen.

»Also hast du deine Entscheidung schon getroffen? Warum, Janna? Warum? Hast du mir überhaupt nicht zugehört? Glaubst du, ich denke mir das alles aus, um dich fertig zu machen?«

Was soll ich denn jetzt sagen? Soll ich ihr sagen, dass ich dich Sonnenfleck getauft habe? Auf keinen Fall. Bestimmte Geheimnisse müssen Geheimnisse bleiben.

»Ich will das Kind.«

Meine Mutter nickt.

»Gut, ja, du willst das Kind. Aber wie stellst du dir das vor? Du gehst in die Schule und ich passe solange auf dein Kind auf, oder wie?«

Überrascht sehe ich sie an.

»Wieso das denn?«

»Weil du die Schule fertig machen musst. Weil sich mit deinem Kind die Welt um dich herum nicht einfach in Luft auflöst, sondern sogar noch schwieriger wird als davor. Janna, ich kann meinen Job nicht einfach aufgeben. Ich habe nie woanders als in dem Hotel gearbeitet. Ich bin an das Hotel gefesselt!«

So habe ich das nie gesehen. Ich weiß natürlich, dass sie

Schaufensterdekorateurin gelernt hat und in dem Hotel nur gejobbt hat, als sie mich bekommen hat. Aber ich dachte immer, ihr gefällt es da.

»Du hast ja nicht mal mit Kai gesprochen.«

Sie ist schon wieder ganz woanders als ich.

»Das mach ich noch.«

»Wann?«

»Ich wollte erst mal mit dir sprechen. Als Erste.«

Jetzt ist sie überrascht. Dann schüttelt sie den Kopf, wie immer, wenn sie einen Gedanken nicht weiter verfolgen will.

»Das hast du ja nun. Ich habe heute Früh bei Dr. Robert angerufen. Da warst du ja auch schon.«

Ich spüre, wie mir das Blut in den Kopf schießt.

»Wer hat dir erlaubt, meinen Arzt anzurufen?!«

Sie antwortet nicht auf meine Frage, sondern faucht mich an.

»Du hast doch keine Ahnung, worauf du dich einlässt! Keine von deinen Freundinnen hat bisher ein Kind bekommen, oder?«

»Eine muss ja die Erste sein.«

Das saß, jetzt wird sie wirklich wütend.

»Oh, Mann. Janna! Das ist doch wirklich dämlich. Ausgerechnet du! Gut, bei irgendeinem anderen Mädchen würde ich denken, sie hat ihre Gründe, sie will es sich beweisen, was weiß ich. Aber du? Ich habe dich nie zu was gedrängt. Ja, ich will, dass du einen Schulabschluss machst und eine Ausbildung. Aber das ist doch wohl normal. Ich habe doch mitbekommen, dass Gizem gerne möchte, dass du noch das Abitur mit ihr machst. Ich hätte das gut gefunden. Aber ich habe dir doch nie reingeredet, oder?«

Ja, ja, bla, bla. Von wegen.

Sie guckt sehr ernst. Sie ist immer noch voll in Fahrt.

»Ich habe die ganze Nacht telefoniert. Mit meiner alten Freundin Susanne. Ihrer Meinung nach ist es falsch, wenn ich versuche, dich zu etwas zu bringen, was du nicht willst. Wahrscheinlich hat sie Recht. Sie meint, ich war damals genauso stur. Obwohl ich dachte, wir beide hätten schon mal über Verhütung gesprochen. Jedenfalls will ich, dass du eins weißt: Ich ziehe das Kind nicht groß. Da kannst du nicht drauf zählen. Von wegen glückliche Oma.«

Das war es also.

Ich hatte total vergessen, was ich gestern zu ihr gesagt habe. Trotzdem. So kenne ich meine Mutter gar nicht. Sie redet nicht nur wie ein Wasserfall, sondern auch wie ein Mensch. Warum ich ein Kind will? Zum Beispiel für so ein Gespräch mit ihr. Aber das traue ich mich nicht zu sagen. Stattdessen schleudere ich ihr entgegen:

»Und, was hat Dr. Robert dir gesagt, der Verräter?«

Sie wirkt auf einmal sehr müde.

»Nichts. Die Sprechstundenhilfe hat mir lediglich bestätigt, dass du da warst. Aber er ist an die Schweigepflicht gebunden, auch wenn du erst fünfzehn bist. Den Rest konnte ich mir allerdings denken.«

Ich bin erleichtert. Trotzdem muss ich noch was loswerden.

»Dann solltest du ab jetzt auch nicht mehr hinter mir herspionieren.«

Ich sehe, wie sie sich zusammenreißen muss. Sie steckt einen Toast in den Toaster und drückt den Hebel runter. Dann nickt sie.

»Ich habe zwei Bedingungen, dann lasse ich dich in Frieden. Du machst die Schule weiter. Und du redest mit Kai und seinen Eltern. Und da bin ich dabei. Noch diese Woche. Ich verstehe überhaupt nicht, warum du das noch nicht getan hast.«

Sie wartet darauf, dass ich etwas sage. Aber ich schweige. Ich bin mir nicht sicher, was sie will. Vielleicht denkt sie ja, sie kriegt mich noch zu einer Abtreibung rum. Vielleicht sollte ich einfach bei ihr ausziehen, dann müssten wir uns wenigstens nicht jeden Tag sehen.

»Ich muss jetzt sowieso los«, sage ich und stehe auf. »Wir schreiben heute eine Englischklausur.«

Die Klausur geht. Ich hab einigermaßen gelernt und komme ganz gut über die Runden. Trotzdem fühle ich mich den ganzen Morgen schlecht.

David und Ulf lassen ihre üblichen Sprüche ab. »Was heißt eigentlich Schwermetall auf Deutsch? Na, Heavy Metal!« Dazu reißen die beiden ihre Köpfe hoch und spielen Luftgitarre.

»Und Ausziehtisch? Na, weiß doch jeder – sexy table!«

Der Geruch in der Klasse macht mich wahnsinnig. Und meine Klassenkameraden erst recht.

Und dann erst unser Mathelehrer, Herr Schlocht. Mittwoch ist echt ein total schrecklicher Tag. Englisch und Mathe direkt nacheinander. Warum muss er immer so gestelzt reden, als wären wir keine normalen Menschen? Vielleicht denkt er ja auch, er wäre witzig. Er hält sich an seinem Stück Kreide fest und schreibt eine Aufgabe an die Tafel.

»Und wenn wir dann mal unseren goldenen Silberblick schweifen lassen, wird uns die Lösung von hinten durch die Brust ins Auge fliegen! So, jetzt rechnet bitte den Radius aus. Wer's als Erstes rauskriegt, bekommt die goldene Ananas!«

Schule macht einfach blöd. Und trotzdem muss ich mein Kind irgendwann auch mal dahinschicken.

30. August!

Muss ich die Schule überhaupt noch zu Ende machen?

Ich schaue zu Gizem rüber. Sie hat ihren dicken weißen Rollkragenpulli an, in dem sie fast verschwindet, und rechnet. Sie denkt immer noch, ich hätte Krach mit Mama. Na ja, inzwischen stimmt das ja auch irgendwie. Sie spürt meinen Blick und guckt zurück.

»Hast du nachher Zeit? Ich muss dir was Wichtiges erzählen«, flüstere ich ihr zu.

Gizem ist sofort neugierig.

»Was denn?«

Ich schüttele den Kopf.

»Was mit deiner Mutter?«

»Nein.«

»Mit Kai?«

Der Schlocht guckt rüber. Ich tue so, als wäre nichts und als ob ich rechnen würde.

Und wenn ich die Schule nicht weitermache? Bestimmt

kriege ich als junge Mutter irgendwelche Unterstützung. Aber Mama hat gesagt, ich muss.

Gizem schreibt was auf einen Zettel. Ich soll die richtige Antwort ankreuzen. 1. Du hast ihn doch angerufen? 2. Er dich? 3. Wieder frisch verliebt? 4. Kommst du tanzen?

Ich lese die Antworten. Und dann – ich weiß nicht, was mich auf einmal treibt – nehme ich den Zettel und schreibe Gizem zurück. *Ich kriege ein Kind.*

Gizem sieht mich an, als wäre ich verrückt geworden. Plötzlich muss ich kichern.

Schlocht guckt schon wieder.

»Was ist denn da so lustig, Janna?«

»Nichts!«

Ich kichere immer noch.

»Janna, bitte! Es ist wirklich sehr schön, dass mein Unterricht dich so erfreut, aber geht das auch etwas leiser?«

Ich presse die Lippen zusammen und nicke. Ich fühle mich leicht wie ein Schmetterling. Aber Gizem ist kreidebleich.

Gizem und ich sind im Park. Trotz der Sonne am Morgen ist es ein kalter Tag. Die Wege sind nass und gräulich, die Wiese ist eine Matschwüste und die Bäume sehen aus wie erfrorene Riesen.

Wir stehen dicht beieinander auf unserer Lieblingsschaukel. Ein Reifen, der an drei Ketten von einem Balken hängt. Wir trudeln über dem Sandboden. In Gizems Gesicht arbeitet es. Sie sagt jetzt schon seit mindestens einer Minute nichts und langsam kriege ich Schiss.

»Bist du sehr sauer, weil ich dich angelogen habe?«

Sie streckt den Hintern raus und gibt Schwung, sodass der Reifen einen großen Kreis macht. Dann schüttelt sie plötzlich den Kopf und fasst nach meinem Arm. Ich spüre ihren Griff durch den Wintermantel.

»Ich hätte garantiert auch nicht gewusst, was ich sagen soll, wenn ich, wenn ich ...«

»Schwanger«, sage ich.

»Ja.«

Gizem sieht mir in die Augen.

»Spürst du das Baby schon?«

»Nein. Ich habe auch nicht zugenommen. Eher abgenommen. Ein Kilo.«

»Abgenommen? Wie geht das denn?«

»Mann!« Ich fauche Gizem an. »Es geht, ja. Und genau das sind die blöden Fragen, die ich voll hasse.«

»Entschuldige.« Gizem lacht. »Ich hatte noch nie eine schwangere Freundin.«

»Würdest du abtreiben?«

»Hab ich noch nie drüber nachgedacht.« Gizem schüttelt langsam den Kopf. »Ich glaube nicht. Aber ich habe auch noch nie über Kinder nachgedacht. Ich meine, über meine Kinder.« Sie kichert. »Alles, was ich weiß, ist, dass türkische Frauen grüne Pflaumen essen, wenn sie schwanger sind.«

Ich zeige ihr einen Vogel. »Danke für den Tipp.«

»Doch«, sagt Gizem, »wegen der Vitamine.« Dann sieht sie mich an. »Aber du, du hast drüber nachgedacht?!«

»Ich glaube, ich könnte eine gute Mutter sein.«

»Das denken bestimmt alle.«

Erstaunt sehe ich sie an.

»Wieso?«

»Na, wie soll man ein Kind bekommen, wenn man das nicht denkt? Das ist was, das muss man einfach denken.«

Plötzlich umarmt sie mich. Ihre kalten Haare kitzeln in meiner Nase.

»Halt dich fest!«

Sie streckt wieder den Hintern raus und holt Schwung. Unter uns fliegt die Erde vorbei und über uns abwechselnd eine kahle Baumkrone und ein Stück grauer Himmel. Irgendwann mal hat Gizem erzählt, dass sie sich auf dieser Schaukel ein bisschen wie im Meer fühlt. Man kann sich treiben lassen, ohne den Boden unter den Füßen zu spüren. Und man kann dabei so schön nachdenken.

Die Stadt, aus der ihre Eltern kommen, liegt direkt am Meer, und Gizems Tanten gehen, wenn es warm genug ist, jeden Morgen schwimmen und machen Wassertreten und unterhalten sich dabei. Wenn wir alt sind, nehme ich dich mit in die Türkei, hat Gizem damals gesagt, und dann gehen wir auch jeden Morgen an den Strand, schwimmen und treten Wasser.

»Du wirst dich bestimmt ganz schön verändern!«, sagt Gizem.

Ich gebe der Schaukel neuen Schwung.

»Wieso?«

»Na ja, erst mal der Bauch. Und dann sagt man doch, man wird launisch. Vielleicht bleibst du nach der Geburt ganz dick!«

»Ey, klar!« Ich funkele sie an.

Aber Gizem spinnt ihre Gedanken gnadenlos weiter.

»Fühlst du dich denn gar nicht anders?«

Entschlossen halte ich die Schaukel an und springe ab. Ich lande im harten Sand. Es gibt tatsächlich ein paar Veränderungen. Nicht nur, dass mir immer wieder schlecht ist, seit einigen Tagen bin ich auch ziemlich empfindlich rund um die Brustwarzen.

»Mir ist wichtig, dass du zu mir hältst«, sage ich. »Egal, wie ich aussehe oder ob ich mich verändere oder wer weiß wie drauf bin. Es ist schon komisch, weißt du. Ich fürchte mich vor mir selber. Es passiert ja alles in mir.«

»He!«

Gizem kommt zu mir und legt mir ihren Arm um die Schulter. »Weißt du, dass ich mich freue? Ich freue mich, dass ich deine Freundin bin und dass du es mir gesagt hast.«

Plötzlich freue ich mich, dass mein Kind Gizem kennen lernen wird. Bei dem Gedanken läuft mir eine Gänsehaut über den Rücken.

»Du hast doch vorhin wegen Kai gefragt. Weißt du, ich hab es ihm noch nicht gesagt.«

»Und warum? Hast du Schiss?«

Gizem lässt mich los und hält nur noch meine Hand.

»Ich dachte, ich will ihn nicht mehr sehen. Das kam so plötzlich. Und dann haben die am Tag, als ich es rausgekriegt hab, auch noch rumgekifft!«

»Darum warst du plötzlich so sauer!«

Ich nicke.

»Aber jetzt weiß ich, was ich will.«

Gizem guckt mich groß an.

»Und wie hast du das rausgekriegt ... dass du ein Kind willst? Oder war dir das einfach klar?«

Sie ist echt süß, wie sie das fragt.

»Nein, nicht sofort. Aber ich glaube, das Wichtigste für ein Kind ist, dass es geliebt wird. Und das tue ich. Es ist ein wahnsinniges Gefühl, wenn du dein Kind plötzlich auf dem Ultraschall siehst. Du spürst einfach, da ist etwas, was du für dich alleine haben kannst, dem du deine ganze Liebe geben willst. So eben. Und dann hab ich einfach auch das Gefühl gehabt, dass ich meine Entscheidung selber treffen will, ohne dass meine Mutter oder Kai mir reinreden. Ich glaube, das ist ganz wichtig. Und dass Mama dagegen war, war doch eh klar.«

»Mensch«, sagt Gizem, »Mensch! Du hast ein Baby im Bauch!«

Und dann umarmt sie mich wieder.

Papakai

Seit zwei Tagen schreibe ich an einem Brief für Kai.

Lieber Kai! Wir haben uns lange nicht mehr gesehen. Aber jetzt gibt es etwas, was ich dir unbedingt sagen muss. Du wirst dich bestimmt fragen, warum ich es erst jetzt tue, aber das kann ich dir später erklären. Jetzt musst du erst mal wissen, um was es geht. Ich bin schwanger. Es kommt mir vor, als ob das Lebewesen in meinem Bauch mich die Welt anders sehen lässt als früher.

Und das stimmt. Wenn ich nicht schwanger geworden wäre, hätte ich bestimmt gedacht, das Erste, was ich will, ist, es dem Vater zu sagen. Man sieht das ja oft im Fernsehen. Die Frau hat dann so ein geheimnisvolles Lächeln auf den Lippen, dreht sich dem Mann zu und sagt versonnen: »Wir bekommen ein Kind.« Und dann wirft sie sich dem Mann in die Arme, sie küssen sich, und der Film ist zu Ende.

Ich habe keine Sekunde *wir* gedacht. Ich denke es auch jetzt nicht. Ich habe ja nicht mal darüber nachgedacht, wie es wäre, mit Kai zusammen zu wohnen. Obwohl ich das vielleicht sollte!

Ob wir uns oft streiten würden? Zum Beispiel darüber, wer dem Kind die Windeln wechselt? Vielleicht hängt ganz viel auch davon ab, ob es ein Junge oder ein Mädchen wird. Vielleicht kümmert sich ein Vater mehr um einen Sohn als um eine Tochter? So wie Eltern mit ihren Kindern in einem Café auf die Toilette gehen: Mütter mit den Mädchen und Väter mit den Söhnen. So ein Quatsch … Ich würde meinen Sohn auch aufs Frauenklo mitnehmen. Zumindest, solange er klein ist. Oder wir gehen zu dritt. Das wäre bestimmt am witzigsten.

Was denke ich da eigentlich?

Wir haben nie darüber gesprochen, wie es wäre, ein Kind zu haben. Wir haben uns oft ausgemalt, wie es wäre, für immer zusammen zu sein. Aber da kam nie ein Kind vor.

Es kommt mir vor, als ob das Lebewesen in meinem Bauch mich die Welt anders sehen lässt als früher …

Das wird der schlimmste Brief der Welt. Es hat keinen Sinn. Ich gehe in die Küche und hole mir einen Apfel. Vielleicht sollte ich ihn lieber anrufen? Oder direkt zu ihm gehen und mit ihm reden. Nein, doch lieber anrufen. Hauptsache, ich erwische nicht wieder nur seine Mailbox.

Es ist Donnerstagnachmittag. In meinem Zimmer glänzt das Winterlicht fast dunkelblau. Ich kann Kais Nummer immer noch im Schlaf aufsagen.

Also los.

Er ist sofort dran.

»Ja?«

»Kai?«

Er ist wie immer. Er wirkt nicht erstaunt und total lieb.

»Janna. Cool. Wo steckst du?«

»Bei mir. Ich hab mich lange nicht mehr gemeldet …«

»Na ja, ich ja auch nicht. Aber ich hab dich auf dem Schulhof gesehen. Ich hab dich sogar neulich bei dem Tanzauftritt gesucht. Aber du warst nicht da …«

Komisch, wenn man mal zusammen war, ist alles so vertraut. Wenn ich Kais Stimme höre, sehe ich ihn sofort vor mir. Seine helle Haut, die kurzen blonden Haare, sein langes Gesicht und sein schlaksiger Körper. Und natürlich seine blauen Augen mit diesem Stich ins Graue.

»Ja, da konnte ich nicht. Wie war's denn?«

»Gut. Aber ohne dich auch nicht so richtig.«

Am besten, ich sage es ihm gleich.

»Was machst du gerade?«

Er stöhnt.

»Nichts Richtiges. Ich bin zu Hause und wollte mir was runterladen. Aber meine Mutter ist da und du weißt ja, wie das ist.«

»Kai.« Ich zögere einen Moment. »Können wir uns vielleicht treffen?«

»Wenn du willst.«

Was er jetzt wohl denkt? Aber egal.

»Wo denn?«, fragt er. »Vielleicht irgendwo draußen? Ich hätte eh Lust rauszugehen.«

»Nein«, antworte ich. »Kannst du zu mir kommen?«

»Bist du alleine?«

Ich sehe ihn richtig grinsen am anderen Ende der Leitung. Was soll ich jetzt sagen? Bin ich alleine? Dann fällt mir noch was Wichtiges ein.

»Rauch bitte keinen Joint, bevor du herkommst, ja!«

Er zögert. Dann murmelt er: »Äh ... ja, logisch. Wie kommst du überhaupt da drauf?«

»Nur so. Und kannst du mir auch meinen Discman mitbringen?«

Er schluckt.

»Klar. Ist ja deiner.«

»Super.«

»Ich hab allerdings die CD noch nicht gebrannt.«

»Trotzdem. Ich freu mich, dass du kommst! Bis später.«

Eigentlich könnten wir jetzt auflegen. Aber es scheint, als hätte ich ihn ziemlich getroffen mit meiner Bitte. Jedenfalls wartet er, ob ich noch was sagen will. Dann meint er plötzlich: »Was sollte denn das eben? Du bist ja schlimmer als meine Mutter. Ich meine das mit dem Kiffen.«

Wenn er jetzt doch nicht kommen will, muss ich mit ihm alles am Telefon besprechen.

»Also, was ist? Kommst du?«, dränge ich.

»Ja, okay.« Er hat aufgelegt.

Ich gehe zurück in mein Zimmer. Mein Blick fällt auf den Spiegel neben dem Schreibtisch. Ich habe eine alte Trainingshose und einen schlabberigen Kapuzenpulli an. Ich hab überhaupt nicht daran gedacht, wie ich aussehe. Vielleicht sollte ich mich noch umziehen, bevor Kai hier ist. Ganz bestimmt sogar. Aber was soll ich anziehen? Der Spiegel schimmert wie ein Fenster in einen unbekannten Raum. Ich gehe näher ran und drehe mich langsam zur Seite. Ich bin jetzt in der elften Woche. Von der Seite betrachtet sehe ich aus wie immer. Kai wird mir nichts anmerken.

Eine Stunde später klingelt es an der Tür und Kai steht da.

»Hi!«

Ich lasse ihn rein. Er hat seine alte Kellnerhose und eine rote Cordjacke an. Unsicher sieht er mich an. Über meiner Trainingsjacke baumelt die grüne Kette von Gizem und am Arm trage ich ein paar dünne Silberreife.

Schnell drückt er mir meinen Discman in die Hand.

»Hier.« Er schweigt kurz. »Was war denn das vorhin, von wegen ich soll nicht rauchen oder so?«

Das scheint ihn echt zu beschäftigen. Und das bedeutet natürlich, dass er viel zu viel kifft.

»Ich wollte einfach nicht, dass du bekifft bist.«

»Bin ich doch gar nicht. Ey, Janna!«

Ich drehe mich um und gehe vor in mein Zimmer. Kai kommt mir sofort nach. Er war oft hier, er kennt das Zimmer. Es hat sich nichts verändert. Der Schreibtisch steht am Fenster mit Blick in die Kastanie und ist mit Krimskrams übersät. Zwischen Bett und Tür steht immer noch das Regal, in dem ich Bücher, einen CD-Player und meine alte Stofftiersammlung verstaut habe. Ich habe das Regal so hingestellt, nachdem Mama Kai und mich damals überrascht hat. Das ist zwar keine totale Abschirmung, aber jetzt steht man eben vor einer Art Wand, wenn man ins Zimmer kommt.

Kai ist immer noch aufgeregt.

»Du tust ja echt so, als wäre ich inzwischen der Vollkiffer!«

»Überhaupt nicht.«

»Guckst du mich deswegen nicht mehr an?«

Wie kommt er denn da drauf? Ich lächle ihm zu.

»Wir haben uns eben beide nicht mehr gemeldet. Warum weiß ich auch nicht. Aber du warst auf einmal immer nur noch mit den anderen zusammen.«

»Hm.«

Er starrt auf seine Schuhspitzen. Ich lasse mich aufs Bett fallen.

»Super, dass du gekommen bist!«

Kai steht immer noch mitten im Zimmer.

»Na ja, cool, dass du angerufen hast.«

Ich weiß nicht, was ich weiter sagen soll.

Kai, komm doch mal her. Aber das kann ich nicht.

»Und, wie sieht's aus? Machst du Abi?«

Er grinst.

»Ich werd's versuchen. Ich dachte ja schon, deine Mutter hat mich dir ausgeredet. Von wegen, dass ich deinen Fleißfaktor schlecht beeinflusse oder so.«

»Überhaupt nicht.«

Mir wird komisch. Ich richte mich auf, setze mich auf die Bettkante und dann sag ich's endlich.

»Ich bin schwanger.«

Ich sehe ihn nicht an. Stattdessen rede ich einfach weiter. »Ich weiß es seit zwei Wochen. Meine Mutter weiß es auch schon. Ich will das Kind bekommen. Aber nicht, dass du denkst, ich will dich erpressen oder so. Du wirst halt Vater. Aber du musst nicht mit mir zusammen sein.«

Ich hebe den Blick. Kai steht neben dem Regal und sieht mich an. Und dann sehe ich, dass er total bewundernd guckt.

»Du bist echt cool!«, sagt er.

Damit habe ich nun wirklich nicht gerechnet.

Er kommt zu mir und setzt sich neben mich. Dann legt er, vorsichtig, als sei ich aus Glas, seinen Arm um meine Schultern. Er sieht mich immer noch so bewundernd an, richtig überwältigt.

»Wie hast du es denn gemerkt?«

Oh, Mann, die Frage ist so blöd, dass sein bewundernder Blick plötzlich nur noch dumm aussieht. Aber was soll ich ihm anderes sagen als die Wahrheit?

»Ich habe meine Tage nicht gekriegt.«

»Ach so.«

Verlegen guckt er runter. Dann grinst er schnell wieder.

»War ja auch 'ne doofe Frage. Ich bin da einfach nicht so dran gewöhnt. Mann, echt, schwanger, das ist ja krass. Und wie geht es dir jetzt? Ich meine, was merkst du so? Ist schon irgendwas anders?«

Er hat echt keine Ahnung. Okay, er ist ein Mann, da ist das vielleicht normal.

»Ja, total anders. Ich könnte dauernd heulen.«

»Wieso das denn?« Kai guckt erstaunt. »Du hast doch gesagt, du freust dich.«

Hab ich das? Ich hab gesagt, ich will dich behalten. Aber zu behaupten, dass ich nur glücklich bin, wäre ziemlich übertrieben.

»Kai, ich wollte einfach wissen, was du darüber denkst? Es ist auch dein Kind.«

»Na logisch. Ist doch klar, ich werde ein Papakai.«

Er grinst wieder. Ich muss lachen, aber dann hole ich erst mal Luft.

»Kai, im Ernst!«

Er zuckt die Schultern. »Also, na ja, ich … ich bin einfach echt platt. Ich meine, dass du ein Kind kriegst, von mir, also, das ist doch cool.«

Er umarmt mich heftig.

»Puh.«

Dann lässt er sich rückwärts aufs Bett fallen.

»Wann denn?«

Ich lasse mich auch nach hinten gleiten. Komisch, dass er gar nicht wissen will, ob ich auch an Abtreibung gedacht habe. Oder selbst daran denkt. Über uns an der Decke spielen lange Schatten.

»Ende August.«

»Mitten im Sommer.« Kai lacht komisch. »Echt, da komme ich her, weil ich denke, du willst mir sagen, dass endgültig Schluss ist, und dann werd ich Vater.«

Das Wort klingt komisch aus seinem Mund. Kai ist mein Freund gewesen, aber Vater? Ich drehe den Kopf zur Seite und sehe ihn an. Seine Augen strahlen.

»Ich bin verdammt stolz auf dich.«

Das alles kommt mir irgendwie total unwirklich vor. Wieso ist er so glücklich?

»Hast du überhaupt keine Angst? Wir sind doch gar nicht mehr richtig zusammen«, sage ich. »Wir haben uns ein paar Monate nicht gesehen.«

»Aber wegen dir!«, sagt er. »Von mir aus können wir uns auch wieder sehen. Und jetzt sowieso.«

»Möchtest du denn ein Kind?«, frage ich ihn.

Er hebt die Arme hoch und streckt sie gegen die Decke.

»Ehrlich gesagt, keine Ahnung. Aber das spielt doch jetzt auch überhaupt keine Rolle. Also, ich will bestimmt nicht, dass du abtreibst, wenn du das nicht willst.«

»Und wenn ich nicht weiß, ob ich es will?«

Kai zögert.

»Dann, dann ... wenn, wenn. Das weiß ich einfach nicht. Aber ich finde, die Hauptsache ist, dass wir zusammen entscheiden. Und ich glaube, das haben wir jetzt.«

So schnell? Das sollte mal meine Mutter hören. Obwohl, eigentlich hat er ja Recht. Trotzdem verstehe ich nicht, warum er so fröhlich ist.

»Warum lachst du denn die ganze Zeit?«

»Na, Mann«, er stöhnt, »das ist einfach geil. Du kommst zu deiner Traumfrau und dann sagt sie, ich kriege ein Kind von dir! Das ist doch der Wahnsinn. Ich meine, du kommst mir auf einmal so erwachsen vor. Du siehst super aus, so schön wie nie. So ähnlich wie damals im Park. Als du so krass geschminkt warst. Hat dir das keiner gesagt? Du bist das tollste Mädchen der Welt. Und jetzt bist du es eben mit 'nem Baby im Bauch.«

Wow! Das ist ja nicht schlecht für den Anfang. Und dann muss ich tatsächlich weinen. Ich spüre, wie mir die Tränen über die Wangen laufen und drehe mich weg.

»He!« Kai guckt mich verunsichert an. »Ist das jetzt, weil du schwanger bist?«

Ich schüttle den Kopf und sehe ihn durch eine Haarsträhne an.

»Nein, aber ich hatte die ganze Zeit das Gefühl, alle sind gegen mich. Du bist der Erste, der sich irgendwie sofort freut.«

»Ist deine Mutter denn gegen dich?«

»Und wie. Und deine Eltern werden garantiert auch nicht glücklich sein.«

Ich spüre, wie seine Hand fest nach mir greift.

Dann sagt er: »Da hast du ziemlich sicher Recht. Sie werden sagen, ich hab 'ne Macke.«

Er lacht.

»Ein Kind. Was machen wir zuerst, heiraten oder 'ne Wohnung suchen?«

»Kai! Das ist nicht witzig.«

Plötzlich geht er mir total auf den Wecker. Er tut so, als wäre alles ganz einfach, nur weil ich schwanger bin.

»Wir haben überhaupt kein Geld für eine Wohnung. Wir gehen noch zur Schule und ...«

»Egal. Es gibt sechs Milliarden Menschen auf der Welt oder so, und die sind alle mal Kinder gewesen. Das schaffen wir schon.«

»Aber die hatten nicht alle so 'ne Mutter wie ich! Und was deine Eltern sagen, wissen wir überhaupt nicht.«

»Okay, aber ich halte auf alle Fälle zu dir. Stört es dich, wenn ich rauche?«

Er steht auf und sieht sich nach einem Aschenbecher um.

»Am Fenster«, sage ich. »Du kannst da rausaschen. Und wann sollen wir mit deinen Eltern reden? Meine Mutter hat gesagt, dass sie das will. Und zwar bald.«

Kai verzieht das Gesicht: »Am liebsten würde ich es

ihnen ja erst hinterher sagen, dann muss man sich nicht so rumquälen.«

»Kai, das geht nicht.«

Er macht das Fenster auf. Ein Schwall kalte Luft strömt ins Zimmer.

»Klar. Ich weiß. Ich sage es ihnen heute Abend. Und dann verabreden wir uns. Ich rufe dich dann gleich an, ja!«

Ich nicke. Auf einmal sieht er wieder ganz normal aus. Jedenfalls nicht mehr so übertrieben glücklich, wie eben noch.

»Weißt du«, sagt er, »wenn ich meiner Mutter das Baby gleich in die Hand drücken könnte, dann wäre sie bestimmt sofort überzeugt. Irgendwie ist das blöd, dass man so lange darauf warten muss. Neun Monate ist echt 'ne halbe Ewigkeit.«

Ich schaue ihn an. Sehe ich eigentlich auch so jung aus wie er? Oder doch schon eher wie eine Mutter?

Kai zieht an seiner Zigarette.

Dann sieht er zu mir und grinst. »Hast du in letzter Zeit einen coolen Reim gebracht?«

Ich schüttle den Kopf. Dann fällt mir ein, was mir neulich durch den Kopf geschossen ist.

»Rumlaufen, rumjoggen, nicht mehr in der Bude hocken, rausgehn, rumgucken, Hauptsache, nicht dumm gucken!«

»Nicht schlecht.« Er nickt. »Und über das Baby?«

Ich überlege. Dann sage ich: »Baby im Bauch, es geht auch anders, aber so geht es auch!«

Kai sieht mich an und schnippst mit den Fingern.

Ich weiß nicht, ob es kribbelt. Ich weiß es wirklich nicht.

Baby talk

Als meine Mutter nach Hause kommt, sage ich ihr, dass ich mit Kai gesprochen habe. Ich hab den ganzen Tag darüber nachgedacht, ob ich ihr auch sagen soll, wie Kai reagiert hat. Ich hab mich dagegen entschieden.

Mein Gefühl ist, dass sie ihn noch schlimmer als vorher findet, wenn sie erfährt, dass er sich gefreut hat. Ich hab echt Schiss, dass sie überhaupt nur mit seinen Eltern reden will, um über uns zu entscheiden.

Außerdem finde ich es selber komisch, wie Kai reagiert hat. So übertrieben irgendwie. Er sieht nicht wirklich, wie es mir geht. Er sieht eher eine coole schwangere junge Frau und das macht ihn an.

Kann ich mir vorstellen, mit ihm zusammenzuleben? Ich habe noch nie mit jemand anderem als mit meiner Mutter gewohnt. Am liebsten würde ich sie fragen, wie es bei ihr war. Ich habe keine Ahnung, wann sie von zu Hause ausgezogen ist.

»Janna«, sagt sie, »hat das Gespräch mit Kai irgendwas bei dir verändert?«

Warum fragt sie mich nicht direkt. Sie will doch bestimmt bloß wissen, ob ich jetzt doch abtreibe. Ich werde dich behalten, egal, was Mama sich alles ausdenkt, um es mir schwer zu machen. Was würdest du sagen, wenn du mitreden könntest? Wenn du eine Stimme hättest, wie alle anderen auch. Was würdest du sagen, wenn du deine unglückliche Oma hörst, die mir an den Kopf wirft, dass sie dich nicht großziehen will oder deinen Vater, der auf einmal wieder total auf mich abfährt.

»Janna, ich habe dich etwas gefragt!«

»Was?«

Ich habe gar nicht gemerkt, dass ich nicht mit meiner Mutter geredet habe, sondern mit dir. Du hast mir plötzlich ganz deutlich vor Augen gestanden. Wie ein eigenes Wesen, nur eben in meinem Bauch. Oder eigentlich eher in meinem Kopf. Ich habe dich ganz klar vor mir gesehen, deinen Kopf, deine Augen, deine Stirn, deine ganze Gestalt.

Mama legt ihre Brille auf den Telefontisch.

»Also?«

»Kai hat gesagt, dass er mich heiraten und eine Wohnung suchen will.«

Mama starrt mich an. Ich hab überhaupt keine Lust, mich mit ihr zu unterhalten oder ihre Fragen zu beantworten. Ich hab viel mehr Lust, weiter mit dir zu sprechen. Du bist aufregend wie ein unbekanntes Wesen aus einer anderen Galaxie. Du bist nicht nur ein Erdnussflip in einer Fruchtblase. Du bist viel mehr. Es ist, als gäbe es eine Welt, in der nur du und ich existieren und in der wir uns alles sagen können. Wie zwei Raumfahrer, die sich im Weltraum zwischen den Sternen treffen.

Mir fällt ein, dass ich Kai das Ultraschallbild hätte zeigen können. Da habe ich überhaupt nicht dran gedacht. Ich habe es noch niemandem gezeigt. Nicht mal Gizem. Wahnsinn. Weißt du, wozu ich Lust habe? Ich möchte mit dir tanzen. Ich werde mir eine Choreografie ausdenken, nur für uns.

Mama ist inzwischen in die Küche gegangen. Sie hat unser Gespräch wohl abgehakt. Ich gehe ihr nach.

»Mama! Wir reden dann alle zusammen, ja?! Ich weiß ja auch nicht, was Kais Eltern sagen werden. Kai sieht das eben total positiv, auch wenn du das nicht gut findest.«

Sie kneift die Lippen zusammen und schweigt. Jetzt hab ich es doch gesagt. Egal.

»Heute Abend ruft er an, dann machen wir was ab.«

Diesmal sieht sie mich an.

»Ich habe Fisch gekauft«, sagt sie, »willst du nachher mit mir essen?«

Ich liebe Fisch. Besonders weißen Fisch. Wenn ich mir dazu goldgelbe Kartoffeln und flüssige braune Butter vorstelle, läuft mir das Wasser im Mund zusammen.

»Okay, ich mach solange noch was für die Schule.«

Mama nickt.

So still wie in diesen Tagen war es selten bei uns in der Wohnung. Normalerweise haben entweder Mama oder ich Musik laufen. Aber im Moment ist es, als ob keine die andere stören will.

Ich sitze am Schreibtisch. Zum Glück habe ich meinen Discman wieder. Ich lege Luka ein, *Amsterdam*, und denke an die Choreografie. Es müsste was sein, wo du nicht richtig auf der Bühne bist, aber doch da. Es soll ja nicht lächerlich wirken, ein dickes Baby oder so was, das da rumkugelt. Es soll mehr ein getanztes Bild sein, das die anderen spüren lässt, wie es ist, mit dir zusammen zu sein. Vielleicht könnte auch Gizem mittanzen?

Ich könnte natürlich Rosalyn anrufen. Allerdings habe ich sie seit Wochen nicht mehr gesehen und mich auch nicht mehr gemeldet. Ob sie inzwischen weiß, dass ich schwanger bin? Auf jeden Fall werde ich es ihr sagen.

Luka singt meine Lieblingszeile in »Monsoon«: »I think about you and close my eyes and I kiss your hand alone …«

Er hat so eine ultracoole Stimme. Mama hat mal gesagt, dass er sie an Lou Reed erinnert und mir dann eine Platte von ihm vorgespielt. In einem der Lieder kommt ein Kojote vor und ich musste an Kai denken. Der Kojote geht auf einen Hügel und will immer nur machen, was Kojoten tun. Er sieht sich den Himmel an und den Mond und fängt an, wie ein Kojote zu heulen. Dann steigt er auf einen Berg, sieht auf den Fluss runter und sagt sich, dass kein zahmer Hund ihn je zu fassen kriegen wird. Kai, der Kojote.

Auf einmal habe ich total Lust, im Regen zu tanzen.

Am Abend, an dem wir uns mit Kais Eltern treffen wollen, holt mich Mama nach der Arbeit mit dem Auto ab. Sie tut so, als wäre sie ganz ruhig, aber ich kann spüren, dass sie ziemlich nervös ist. Wie so oft in letzter Zeit sprechen wir während der Fahrt kein Wort miteinander.

Ich habe Autofahrten mit Mama immer geliebt. Sie fährt sehr gut. Schnell und sicher. Nie im Leben habe ich das

Gefühl bekommen, uns könnte ein Unfall passieren. Ich kann mich immer noch gut erinnern, wie es war, als ich das erste Mal vorne sitzen durfte. Plötzlich sah die Stadt ganz anders aus. Ich konnte auf einmal direkt in die hohen Häuserschluchten gucken.

Meist sind wir dieselben Strecken gefahren. Sonntags zu einem Spaziergang an den Grunewaldsee. Zum Beispiel am Hundebadestrand. Oder zum Kinderreiten. Nach einer Weile hatte ich dann meine Lieblingsstellen, auf die ich mich freute. Natürlich war der Funkturm dabei. Der lange Lulatsch, wie die Berliner ihn nennen. Mama sagt immer *die Berliner*. Sie selbst ist nicht in Berlin geboren. Das bin erst ich. Ich bin die erste Berlinerin in unserer Familie. Und du wirst Nummer zwei!

Es ist schon dunkel, als wir ankommen. Kai und seine Eltern wohnen in einem großen Neubau, an dem man über außen liegende, offene Flure zu den Wohnungen kommt. Man geht sozusagen über einen langen Balkon bis an die Wohnungstür. Obwohl das Haus nicht schön ist, finde ich es cool. Man kann von hier in einiger Entfernung die Stadtautobahn sehen und dahinter steht der Funkturm. Jetzt am Abend ist das dünne Stahlgerippe beleuchtet und ragt einsam in den Nachthimmel.

Kais Vater macht uns auf. Er ist ein hagerer Mann mit blauen Augen. Freundlich reicht er Mama die Hand und klopft mir dann auf die Schulter.

»Guten Abend, Frau Brahms. Hallo, Janna.«

Warum ist Kai nicht an die Tür gekommen?

Wir gehen rein. Kais Vater führt uns ins Wohnzimmer. Kai sitzt auf einem Stuhl, seine Mutter auf der Couch.

Ich sehe mich um. Das letzte Mal, als ich hier war, stand dort das große Bett. Hier bist du gezeugt worden. Soll ich dir die genaue Stelle zeigen? Besser nicht. Deine beiden Großmütter würden sich wahrscheinlich in fauchende Bestien verwandeln, wenn ich das mache. Ob Kais Mutter sich irgendwas denkt? Ich sehe sie an. Sie sieht nicht gerade glücklich aus. Außerdem ist sie ganz schön stark geschminkt, dafür, dass wir nur über Kai und mich reden wollen – und unser Kind.

Kais Vater hilft Mama aus dem Mantel und lächelt die ganze Zeit. Man merkt richtig, dass er sich bemüht, ganz besonders höflich zu sein.

»Hallo, Frau Bieker.«

Ich gebe Kais Mutter die Hand.

»Hallo, Janna.« Sie ist aufgestanden und lächelt etwas verkniffen. Dann schüttelt sie auch Mama die Hand.

»Guten Abend, Frau Brahms.«

Das große Händeschütteln.

Wenn es nicht so bescheuert wäre, wäre es witzig. Ich gebe Kai die Hand, als würden wir uns das erste Mal sehen. Er grinst mich an und kommt sich wahrscheinlich genauso dämlich vor. Es ist wie bei neuen Nachbarn. Allerdings ist die Stimmung im Raum total angespannt. Dann fällt mir ein, dass sich Mama und Kais Eltern eigentlich gar nicht richtig kennen. Sie haben sich schon mal ab und zu gesehen, auf einem Sommerfest in der Schule zum Beispiel, aber zusammen aus oder gegenseitig zu Besuch waren sie noch nie.

Mama setzt sich und Kais Vater bietet ihr ein Glas Wein an. Ich weiß nicht, wo ich mich hinsetzen soll. Ich könnte mich neben Kai setzen, aber das kommt mir blöd vor. Also nehme ich mir einen freien Stuhl ihm gegenüber.

Herr Bieker deutet auf eine Wasserflasche.

»Für dich sicher keinen Wein, Janna.«

Ich lächle ihn an und schüttle den Kopf. Wenn ich jetzt »doch« sage, springen sie alle an die Decke. Kais Mutter lässt ihren Blick über mich wandern. Bestimmt sucht sie nach einem Bauch. Ich blicke ihr direkt in die Augen.

»Ja«, sage ich, »ich bin im dritten Monat. Fast im vierten.«

Sie sieht mich scharf an.

»Und Kai ist auch bestimmt der Vater?«

Ich merke, wie meine Knie weich werden. Mit so einer fiesen Frage habe ich nicht gerechnet. Kai guckt empört.

»Mama, natürlich bin ich das!«

Seine Mutter fährt auf.

»Und da bist du wohl auch noch stolz drauf?«

»Eva.« Kais Vater setzt sich neben sie und legt ihr seine Hand aufs Knie. »Wir sind beide ganz schön durcheinander von dem, was wir da gehört haben.« Er schaut mich an. »Und, ehrlich gesagt, auch nicht begeistert. Wir finden, dass Kai zu jung ist für ein Kind. Und du auch.«

Meine Mutter nickt heftig.

»Das sehe ich genauso. Und ich bin weiterhin dafür, dass meine Tochter das Kind nicht zur Welt bringt. Schließlich habt ihr beide euer ganzes Leben noch vor euch.«

Das ist schlimmer, als ich dachte. Wie können sie sich

bloß so einig sein? Es ist richtig unheimlich. Hätte ich mich nur neben Kai gesetzt. Egal, ich lasse mich nicht unterkriegen. Entschlossen drehe ich mich Mama zu.

»Ich weiß, dass du dagegen bist. Aber ich habe dir gesagt, dass ich es will. Und Kai habe ich es auch gesagt.«

Kais Mutter schüttelt fassungslos den Kopf.

»Weißt du überhaupt, was du da tust? Und was du von uns allen verlangst?«

Tue ich das? Zwinge ich sie zu etwas, was sie nicht wollen? Aber selbst wenn, damit müssen sie fertig werden.

»Ich treibe nicht ab. Und Kai muss mich auch nicht heiraten.«

»He«, ruft Kai, »aber vielleicht kann ich mir das vorstellen, dass wir heiraten und zusammenziehen.«

Er sieht richtig süß aus, wie er das sagt. So eifrig, mit leuchtenden Augen. Seine Mutter sieht ihn an, als sei er verrückt geworden. Dann sieht sie zu mir. Vielleicht will sie ja, dass ich ihn davon abhalte. Aber das werde ich nicht.

»Okay«, ich zucke die Schultern, »ich weiß im Moment nur, dass ich mein Kind bekommen werde.«

Kais Mutter erstarrt und Mama presst die Lippen zusammen. Dann nippt sie an ihrem Wein. Kais Vater schenkt sich und seiner Frau nach.

Plötzlich lächelt er.

»Dann werde ich wohl Opa, ob ich will oder nicht.«

Na endlich! Der erste vernünftige Satz. Ich sehe zu Kai rüber. Er runzelt die Stirn und sieht seinen Vater an. Was denkt er nur? Wundert er sich jetzt, dass sein Vater erkannt hat, dass er Großvater wird?

Alles neu, merkt der Kai.

Kais Vater gibt seiner Frau ihr Glas. Aber statt zu trinken, knallt sie es plötzlich wütend auf den Tisch und kreischt los: »Ihr seid doch vollkommen verrückt! Beide ohne Schulabschluss und Ausbildungsplatz! Ihr müsst doch eurem Kind mehr bieten, als zum Sozialamt zu rennen. Denkt doch auch mal an das Kind!«

Als ob ich nicht an dich denken würde. Als ob ich überhaupt was anderes machen würde!

Mama sieht mich an.

»Janna, hör auf Kais Mutter! Ich war einundzwanzig, als ich dich bekommen habe. Da war ich immer noch eine junge Mutter. Aber du bist erst fünfzehn. Du benutzt doch einfach einen Zufall, um dich rauszumogeln. Willst du mit der Schule aufhören? Dann sag's doch gleich!«

Was soll das? Soll ich ihnen erklären, was Dr. Robert gesagt hat? Dass die Natur auf meiner Seite ist? Dass sie nicht über mich bestimmen können?

»Mama, ich mach die Schule zu Ende. Aber es ist mein Kind.«

Kai steht auf. Er sieht seine Mutter wütend an und stellt sich neben mich. Frau Bieker wirkt jetzt echt, als würde sie gleich explodieren.

»Mama«, sagt Kai, »wenn Janna sich für das Kind entschieden hat, dann stehe ich zu ihr.«

Kais Vater lächelt wieder.

»Das ist sehr fair gedacht. Aber glaubst du nicht, dass du dich da übernimmst?«

Ich möchte wissen, was die sich gedacht haben. Dass ich

herkomme und mir befehlen lasse, was ich tue? Klar, Mama hat natürlich gedacht, sie kriegt hier Unterstützung. Aber Kais Eltern? Warum glauben eigentlich alle, dass ich bescheuert bin? Dass ich mir nichts denke. Dass sie mir dich einfach so ausreden können. Als ob ich kein Recht hätte, dich zur Welt zu bringen.

Kai sieht seinen Vater trotzig an.

»Ihr habt uns auch bekommen.«

Sein Vater schüttelt den Kopf. »Das kann man doch überhaupt nicht miteinander vergleichen, Kai. Ihr seid noch minderjährig. Ihr dürft noch nicht mal einen rechtsgültigen Vertrag unterschreiben. Du selbst darfst nicht der gesetzliche Vormund deines Kindes sein! Da kommt einer vom Amt, der das übernimmt. Das kannst du doch nicht ernsthaft wollen! Und Janna, stell dir das doch mal ganz konkret vor. Deine Freundinnen machen Party und du sitzt zu Hause und stillst dein Baby!«

Kai sieht seine Eltern entgeistert an, als ob sie sich in Marsmenschen verwandelt hätten.

»Jetzt tut doch nicht so, als ob die Welt untergeht.«

Mama setzt sich mit einem Ruck auf.

»Das verstehst du nicht. Wir haben Angst um euch. Wir haben uns das anders vorgestellt. Auch für uns selber.«

Am liebsten würde ich jetzt aufstehen und gehen. Aber das kann ich wohl nicht bringen. Ich drehe mich zu Kai.

»Meine Mutter hat mir schon gesagt, dass sie sich nicht um das Baby kümmern wird. Also, dass sie es nicht für mich großzieht«, erkläre ich ihm.

»Na ja«, Kais Vater winkt beschwichtigend mit der

Hand, »warum bist du dir eigentlich so sicher mit deiner Entscheidung, Janna?«

Ich sehe ihm in die Augen. Er ist ein netter Typ, auch so schmal wie Kai, mit einem ehrlichen Blick.

»Ich habe mir überlegt, ob ich abtreiben könnte. Und ich kann es nicht. Ich kann es nicht mehr töten. Ich will das einfach nicht. Ich liebe dieses Kind!«

Kais Vater schweigt. Dann sieht er seine Frau und meine Mutter an.

»Nichts wird so heiß gegessen, wie es gekocht wird.«

Er scheint mich verstanden zu haben. Vielleicht kann er auch Kai am besten verstehen.

Aber jetzt regt sich meine Mutter erst richtig auf.

»Aber ich meine es auch ernst. Ich bin nicht verheiratet und ich werde meine Arbeit nicht aufgeben oder einfach mal so auf ein paar Stunden in der Woche reduzieren. Wenn Janna das Kind unbedingt will, dann muss sie alleine damit fertig werden. Ich bin bereit, sie finanziell zu unterstützen, aber ich werde nicht mein Leben für das Kind meiner fünfzehnjährigen Tochter opfern.«

Kais Mutter sieht Mama entsetzt an.

»Aber es geht doch hier nicht um Sie. Es geht doch um unsere Kinder.«

»Ja, das sehe ich genauso«, antwortet Mama. »Unsere Kinder müssen aber auch wissen, was auf sie zukommt, wenn sie so stur sind und denken, sie wüssten genau, was sie tun. Und schließlich lebt Janna ja wohl noch bei mir und muss die Schule zu Ende machen.«

Kais Vater trinkt sein Glas aus und stellt es ab.

»Natürlich macht auch Kai die Schule fertig.« Dann sieht er uns an. »Und wenn ihr beide nicht mal wisst, ob ihr zusammen sein wollt, dann ist das wirklich keine vielversprechende Grundlage für ein Kind.«

Kais Mutter wischt sich über die Augen.

»Ihr seid so anders als wir früher.«

Kais Vater lächelt.

»Ich weiß nicht, Eva. Ich überlege die ganze Zeit, wie es mir ging, als du schwanger warst. Ich war mir überhaupt nicht so sicher. Aber du ja. Damals habe ich gedacht wie Kai, dass ich eben dazu stehen werde. Und ich bin glücklich geworden mit meinem Sohn.«

Kais Mutter schluchzt leise und sagt dann irgendwas. Ich höre nicht mehr zu. Allmählich komme ich mir vor wie in einer Seifenoper: *Eiapopeia, Minderjährige im Eheglück. Folge 260, Großmutter Heulsuse.* Vielleicht sollte ich mich mal in den Arm kneifen? Ich könnte auch ein Tonband mitlaufen lassen und dir das alles später vorspielen. Oder besser nicht. Dann bekommst du bestimmt einen Schock. Kais Mutter redet die ganze Zeit weiter. Ich glaube, sie redet nur, damit sie nicht wirklich noch losheult.

»... aber sie wissen trotzdem nicht, wo sie wohnen werden. Und wenn Frau Brahms so dagegen ist ...« Nervös knibbelt sie an ihrem Daumen und sieht Mama an. »Ich meine, am Ende ist es doch unsere Aufgabe, unsere Kinder bei ihren Entscheidungen zu begleiten.«

Abrupt stellt Mama ihr Glas ab. Jetzt stehen alle drei Weingläser auf dem Tisch. Mamas ist leer. Das von Kais Vater auch. Aber das von Kais Mutter ist noch unberührt.

Was wohl passiert, wenn ich es mir nehme und daraus trinke? Am besten auf ex.

Inzwischen redet Mama.

»... aber nur so weit ich kann!«, sagt sie. »Ich werde mich nicht verbiegen und nichts versprechen, was ich nicht halten kann. Ich habe mir alles erarbeitet. Das werfe ich nicht einfach so weg.«

Kai räuspert sich: »Ich werde uns eine Wohnung suchen. Und wenn Janna will, ziehen wir zusammen.«

Sein Vater sieht mich an. »Dann überlegt euch das. Bei uns könnt ihr nicht wohnen, das ist zu eng.«

Kai sieht zu mir und macht ein sehr entschlossenes Gesicht, wie ein Mann in einem Film, der vor einer großen Aufgabe steht.

Am liebsten würde ich laut loslachen.

Neben mir höre ich meine Mutter.

»Tu das, Kai. Such euch eine Wohnung.« Dann wendet sie sich mir zu. »Und du, überleg dir bald, ob du mit dem Vater deines Kindes leben willst oder nicht. Glaub mir, ich weiß, wovon ich spreche.«

Eigentlich könnten Kai und ich jetzt in sein Zimmer gehen und da zusammen schlafen.

Uns einfach nur hinlegen und umarmen und spüren, wie man langsam einschläft. Und meinetwegen können unsere Eltern dann hier noch bis morgen Früh sitzen, Wein trinken und sich ihre Gedanken machen, wie anders früher alles war, wie es eigentlich sein sollte und was sie denken, was das Richtige für die anderen ist.

Das wäre doch nicht uncool, oder?

Pingpong-Liebe

Kai wartet oben im *Schwarzen Café* auf mich. Er nuckelt an einer Cola und liest im *Tip*, dem Stadtmagazin. Dabei kichert er vor sich hin.

»Hi! Was ist denn so komisch an Wohnungsanzeigen?«

Kai blickt auf.

»Janna!«

Er springt von seinem Stuhl und küsst mich auf den Mund. Ich weiß gar nicht, was ich davon halten soll. Hm. Auf alle Fälle sieht er süß aus. Er hat ein Häftlingshemd an, Jeans und orange PF-Flyers. Dann giggelt er wieder.

»Hier guck mal!«

Er schiebt mir den *Tip* zu. Unter »Partnersuche« deutet er auf eine Anzeige.

»Ist das geil.« Er liest vor. »›Große Miss Luna sucht einen sonnigen jungen Mann. Vertrauen ist nur ein Wort, darum reicht mir ein hübscher Lebensabschnittspartner!‹ Oder hier: ›Muckelmaus – für die Welt bist du irgendjemand, aber für irgendjemand bist du die Welt. PS: Habe ein süßes Bauchnabelpiercing‹.«

Er merkt, dass ich nicht mitlache, und sieht mich genervt an.

»Was hast du denn? Die Anzeigen lese ich immer. Und

die Wohnungsanzeigen stehen direkt davor. Hier ...« Er blättert ein paar Seiten zurück. »Komm, Janna, jetzt mach nicht auf deine Mutter!«

Oh, Mann! Ich strecke ihm die Zunge raus, knalle mich in den Sessel am Tisch und bestelle bei der Kellnerin eine heiße Schokolade.

»Der Laden hier ist echt cool. Warst du schon auf dem Klo? Wie in einer anderen Welt. Richtig spaciges Design. Wie kommst du denn hier drauf?«

Ich sehe ihn etwas zickig an.

»Das Café gibt's doch schon lange.«

Kai setzt seinen Kojotenblick auf.

»Dich gibt's auch schon ziemlich lange, aber geküsst hab ich dich erst mit vierzehn!«

Jetzt muss ich doch lächeln.

»Gizem und ich waren mal hier.«

Kai nickt.

»Richtig, richtig cool.«

Er sieht mich an. Ich hab mich ziemlich zurechtgemacht. Solange ich noch dünn genug bin, werde ich überhaupt nur noch meine schönsten Sachen tragen. *Tops, Tanks, Pants and Skirts, urban Streetwear never hurts*. Danach wird das ja wohl alles erst mal für eine Weile vorbei sein. Heute habe ich meine orange Respect-ME-Jacke und einen selbst gemachten Rock aus einer alten Jeans an. Hinten habe ich ein fettes rotes Dreieck eingenäht.

Kai grinst.

»Du siehst super aus! Das schönste Mädchen im ganzen Café!«

»Ja«, sage ich, »aber mein Bauchnabelpiercing kriegst du nicht zu sehen!«

Er stöhnt gespielt auf.

»Hast du echt eins? Oh, bitte, bitte, lass es mich sehn! Ich geh vor dir auf die Knie und singe was dazu, wenn du es mir zeigst.«

Der Spinner! Er lässt sich von seinem Stuhl rutschen und geht auf alle viere.

»Kai, setz dich wieder hin!«

»Ich kann nicht. Mir sitzt ein Dämon im Nacken und befiehlt mir, dich anzubeten!«

Ich muss lächeln.

»Na gut, dann bete eben.«

»Und was ist mit Sex? Werde ich erhört werden?«

Typisch Kai. Er denkt bestimmt, jetzt hat er mich in die Ecke getrieben. Aber ich lächle ihn genüsslich an.

»So ein Pech! Die Toiletten sind nach Geschlecht getrennt, sonst könnten wir mal zusammen gehen!«

Er starrt mich mit offenem Mund an. Dann flüstert er: »Sag das noch mal, ja. Du willst es hier mit mir auf der Toilette ... wirklich?«

Bestimmt, mein süßer Kai, das ist bestimmt das, was ich will.

»Und was ist mit dir? Willst du wirklich mit mir zusammen wohnen?«

Wieder stöhnt er auf und faltet dazu die Hände.

»Ja, ja, ja. Tag und Nacht. Oder nur nachts. Hauptsache, ich kann dein Piercing sehen. Ich könnte mir auch eins machen lassen. Und dann verhaken wir uns im Schlaf. Oder wir lassen uns gleich kleine Handschellen in den Bauchnabel machen und ketten uns zusammen.«

»Das sind wir sowieso, wenn wir in einer Wohnung leben. Wenn wir überhaupt eine finden!«

Kai springt auf.

»Das ist einfach. Wir gehen jetzt durch die Straßen und suchen uns das Haus aus, in dem wir wohnen wollen. Dann bringen wir eine alte Oma um die Ecke, die da 'ne Dachwohnung hat und ziehen selber ein.«

»Ich kill aber keine Omas.«

»Dann bestechen wir sie mit dem Kind. Sie darf sagen, es ist ihr Enkel und immer drauf aufpassen. Hauptsache, sie geht ins Altersheim.«

Eine Wohnung unterm Dach, na klar! Aber die Vorstellung ist schon schön. Kai setzt sich in einen Sessel neben mich und fasst nach meiner Hand. Er zieht sie zu sich und fängt an, meine Fingerspitzen zu küssen.

»Süß, süß, süß, süß! Janna, warum bist du so ernst. Warum lachst du nicht mal?«

»Mamapapa«, antworte ich.

»Na und? Kannst du auch noch mal an was anderes denken? An was Normales vielleicht?«

»Liebe, Sonne, Lust und Wonne?«

»Genau!« Kai springt wieder auf. »Komm, wir gehen.«

»Wir wollten doch die Anzeigen ansehen!«

»Na und?« Er rennt zur Kellnerin und zahlt. Dann zieht er mich auf die Straße.

»Los, guck dir die Häuser an. Und wenn dir eins gefällt, besetzen wir es.«

Er zieht eine CD aus der Tasche.

»Die habe ich dir gebrannt. Die musst du dem Baby vorspielen, damit es den richtigen Groove bekommt.«

Er hat es tatsächlich geschafft. Das mit der CD.

»Du bist süß!«

Ich umarme ihn und kuschle mich bei ihm an.

»Wollen wir was machen?«

Ich nicke.

»Heute Abend bin ich zu 'ner Party eingeladen. Ich hab gesagt, wenn, dann komm ich mit dir. Hast du Lust?«

»Bei wem denn?«

»Paul. Kennst du nicht. Ist in Ordnung. Aber nur, wenn du Lust hast. Ich möchte was machen, was Cooles, was Spaß macht. Wir können auch ins Kino.«

»Ja«, sage ich, »oder wir spielen Pingpong!«

Verblüfft sieht er mich an. »Pingpong?« Dann grinst er und knufft mich. »Pingpong auf 'ner Pingpongplatte mit 'ner Pingpongkelle und mit Pingpongbällen?!«

»Ja. Haben wir doch früher manchmal gemacht.«

»Stimmt.« Er erinnert sich. »Da kannten wir uns aber noch kaum.«

»Aber es hat doch Spaß gemacht.«

»Okay, dann machen wir das.«

Wir landen im Hinterraum einer Spielothek, wo seit Urzeiten eine einsame Tischtennisplatte rumsteht und kaum was kostet. Es ist, als würde man eine Tür in einen anderen Teil des Universums aufmachen. Die Spielothek liegt in einem Hochhaus am Ku'damm. Man geht unten an ein paar

Geschäften vorbei zu einem versteckten Fahrstuhl, fährt irgendwo in die unbekannten Höhen des Hauses, steigt aus und steht dann direkt in der Spielhalle. Eigentlich ist der Laden erst ab 18. Aber für die Tischtennisplatte machen sie eine Ausnahme. Man geht durchs Halbdunkel an den blinkenden und flimmernden Spielautomaten vorbei und kommt um eine Ecke in einen kleinen Raum mit nichts außer der Platte und ein paar Lautsprechern, aus denen Musik dödelt.

Ich lache Kai an.

»Hier kommt man sich echt vor wie auf dem Holodeck der Enterprise.«

Kai nimmt mich in die Arme.

»Sind wir jetzt eigentlich wieder zusammen?«

Ich zucke mit den Schultern.

»Mal sehen, wer gewinnt.«

Kai dreht sich weg und geht an die eine Seite der Platte. Dann sieht er mich an.

»Wer gewinnt, darf sich was wünschen?«

»Aber das heißt noch nicht, dass die gute Fee kommt und die Wünsche erfüllt.«

»Um den Aufschlag!«

Kai wirft den Ball und wir legen los.

Nach dem Tischtennis geht es mir einfach nur gut. Es ist cool, sich zu bewegen, ohne an was anderes zu denken als den nächsten Ball. Glücklich sehe ich Kai an. Sein Gesicht glüht.

Wir zahlen an der Kasse und fahren runter. In der Einkaufspassage ist es gerammelt voll. Wir schieben uns durch die Musik, die aus den Geschäften kommt, und die Millionen Menschen mit Einkaufstüten ins Freie.

Es ist erst Nachmittag, aber schon dunkel. Über uns brennen die Leuchtreklamen auf den Hausdächern. Blaue und grüne Buchstaben. Ein kalter Wind fegt über den Ku'damm.

Kai bleibt stehen und sieht mich an.

»Ich glaub, ich hab keine Lust, heute Abend zu Paul zu gehen.«

»Wieso? Wir können tanzen.«

Kai zuckt die Schultern.

»Na ja, vielleicht rauchen die da auch was. Sind auch bestimmt nur Jungs da.«

»Was dann?«

»Wir könnten zu mir.«

Wieder sieht er mich an. Sein Gesicht leuchtet hell.

»Und deine Eltern?«

»Die sind heute weg.«

»Vielleicht sind sie ja jetzt auch lockerer.«

Kai kommt auf mich zu.

»Ich hab keine Lust, über meine Eltern zu reden.«

In Kais Zimmer ist das Fenster trotz der Kälte weit offen. Er rennt sofort hin und macht es zu. Dann sieht er mich entschuldigend an.

Ich gucke mich um.

Auf einem Regal steht immer noch seine Salzstreuersammlung. Er klaut sie in jeder Kneipe, in die er kommt.

Vielleicht sind es ein paar mehr geworden. Ich mag am liebsten die Eckigen aus glattem Glas. Kais Schreibtisch wird von einem fetten Monitor beherrscht. Manchmal läuft sein Computer den ganzen Tag lang. Er lädt sich alles runter. Musik, Filme, was weiß ich. Auf dem Tisch liegt eine Zeichnung von mir. Kai tut so, als würde er nicht sehen, dass ich sie bemerkt habe. Er hat mich mit der grünen Kette gemalt. Das Bild gefällt mir. Er kann echt mit wenigen Strichen gut ausdrücken, was er sieht. Das war der Tag, als er bei mir war und ich es ihm gesagt habe. Ich sehe irgendwie total cool aus. Komisch, dass er ausgerechnet Architekt werden will, wenn er das Abi schafft. Früher war er mehr für Webdesigner, aber jetzt ist es Architektur. Nur Kunst will er auf keinen Fall studieren, obwohl er zeichnen kann wie keiner sonst.

Es ist ganz schön kalt im Zimmer.

Kai sagt immer noch nichts. Er wirkt richtig nervös.

Vielleicht gefällt mir das.

Ich lasse mich auf sein Bett fallen und sehe ihm einfach in die Augen. Er kommt zu mir. Dann legt er sich neben mich. Wenn er will, kann er mich jetzt küssen.

Er liegt da und sieht mich an. Dann schiebt er sein Gesicht näher an meines.

Und dann liegen wir auf dem Bett und küssen uns.

Es ist toll, den Mann zu küssen, von dem ich ein Kind bekomme. Es ist toll, dass er es weiß.

»Hast du dir schon mal 'nen Namen überlegt?«, flüstere ich.

»Was?«

Kai kapiert gar nicht, was ich meine.

»Für das Kind.«

»Ach so. Nee, eigentlich nicht. Und du?«

Ich lächle und küsse ihn noch mal. Ich stoße meine Zungenspitze gegen seine. Dann beiße ich locker in seine Zunge, lasse ihn wieder los und küsse ihn sanft auf die Lippen.

»Ich weiß ja noch nicht mal, ob es ein Mädchen oder ein Junge wird.«

Kai überlegt.

»Ich will eine Tochter.«

»Und warum?«

»Einfach so.«

»Typisch, alle Männer wollen 'ne Tochter.«

»Nee!« Kai widerspricht. »In Märchen oder in Filmen wollen Männer immer einen Sohn. Als Nachfolger oder Stammhalter oder so.«

Er lacht leise.

Ich streichle seine Augenbrauen.

»Aber in echt wollen sie eine Tochter. Wie du. Wenn es ein Mädchen ist, können wir sie Fatosch nennen.«

»WAS?«

»Fatosch«, sage ich. »Das ist so ein schöner Name. Das heißt ›von der Hölle verschont‹.«

Kai verzieht das Gesicht. »Oder vielleicht lieber Melanie!«

»Melanie? Nee, nie. Melanie. Kai, bist du bescheuert? Wieso denn Melanie?«

»Wieso denn nicht. Melanie ist doch schön. Ich kannte mal eine Melanie … in der Grundschule.«

Ich verdrehe die Augen.

»Und ich mal 'nen sehr netten Hansi im Kindergarten.«

»Trotzdem«, Kai sieht mich an, »einen türkischen Namen? Ich weiß nicht, wir sind doch keine Türken.«

»Na und? Isabelle, Paola, Mirko, Zinedine, Yildiray, Maithy und Donovan sind doch alles schöne Namen. Mir ist es nämlich egal, ob es ein Junge oder ein Mädchen wird. Es ist sowieso die größte Liebe meines Lebens.«

»Hm.«

Kai forscht in meinem Gesicht.

»Und ich?«

Ich küsse ihn wieder auf die Lippen.

»Du bist zumindest der Vater von meiner größten Liebe.«

Er sieht mich nicht sehr überzeugt an. Ich küsse ihn gern. Aber sicher bin ich mir deswegen nicht, was uns angeht.

»Willst du wirklich 'ne Wohnung suchen? Oder nur mit mir auf dem Bett liegen?«

Kai umarmt mich ganz fest.

»Ich will, ich will, ich will!«

»Du bist süß, Kai! Wenn wir 'ne Wohnung finden, dann heirate ich dich vielleicht wirklich.«

Er umarmt mich noch fester.

Das ist echt ein schöner Tag.

April

Bauchnabelclip

Zwei Monate später hat sich die Welt ganz schön verändert.

Es ist Mitte April. Seit einer Stunde brüte ich über den Hausaufgaben.

Wenn die Osterferien doch nie zu Ende gegangen wären. Ich bin zwar nicht verreist, aber das hat mir überhaupt nichts ausgemacht. Mama war alleine weg, auf Korfu mit ihrer Freundin Susanne, und ich hatte meine Ruhe.

Schade nur, dass Kai nicht da war. Vielleicht hätten wir in den Ferien irgendwas für unsere Zukunft rausgefunden. Aber seine Eltern waren dagegen, ihn alleine in der Stadt zu lassen, und deswegen musste er mit ihnen zu seiner Oma nach Hamburg. Danach fand er den Urlaub sogar total toll. Seine Oma hat einen Labrador und er war dauernd mit dem Hund im Wald. Außerdem hat er wohl ziemlich viel für die Schule getan. Dafür waren Gizem und ich fast jeden Tag schwimmen. Mein neuer Lieblingssport. Schwimmen geht mit dem Bauch supergut. Es ist cool, sich wie ein Walross im Wasser treiben zu lassen. Echt, man sollte als Schwangere eine Zeit lang unter Wasser oder auf dem Mond leben. Unter verminderter Anziehungskraft. Krasse Vorstellung. Ich spüre den Bauch nicht nur, ich sehe ihn ständig vor mir herschweben. Eine richtige Kugel.

In der Schule gucken sie natürlich. Das Allerwahnwitzigste aber ist, dass mich fast alle auch noch anfassen wollen. Besonders die Mädchen. Als ob ich mich in einen Glücksbringer verwandelt hätte.

Die blöden Sprüche kommen natürlich auch. Deswegen treffen Gizem und ich uns immer schon vor der Schule, damit ich nicht alleine über den Hof muss. Zu zweit ist es viel leichter.

Das Lernen fällt mir momentan echt schwer.

Ich war ja noch nie eine glänzende Schülerin. Aber zurzeit rieselt mir der Stoff durchs Gehirn wie Wasser durch ein Sieb. Gizem kann es gar nicht glauben, dass das mit der Schwangerschaft zu tun haben soll. Aber es ist die Wahrheit. Dr. Robert hat es mir bestätigt. Es hat anscheinend mit den Hormonen zu tun, dass das Kurzzeitgedächtnis schlechter wird. Verrückt! Was bringt es einer Mutter, wenn sie plötzlich alles vergisst? Na ja, vielleicht macht man sich so weniger Sorgen. *Was ich nicht weiß, macht mich nicht heiß.*

Okay. Ich klappe das Mathebuch zu und sehe aus dem Fenster. Die Kastanie hat kleine Blätter und treibt Knospen. Fett und grün. Jetzt wird sie bald anfangen zu blühen.

Ich glaube trotzdem, dass ich den Abschluss schaffen werde. Mein Eindruck ist, dass die Lehrer sogar ein bisschen rücksichtsvoller sind, seit sie wissen, dass ich ein Kind bekomme. Sie geben mir keine besseren Noten, aber sie hacken auch nicht auf mir rum. Natürlich gibt es auch schon mal einen komischen Blick, so in der Richtung *so jung und so verdorben*, aber die meisten beschützen mich eher. Frau Wimmer hat mich sogar in den Arm genommen. Unser Mathelehrer meinte, wenn er schwanger wäre, ginge er sofort zum Patentamt – ein Genie anmelden. Worauf David mitten ins Gelächter brüllte: »Lieber Sekt schlürfen und bumsen, als abwarten und Tee trinken!« Und Ulf natürlich wieder sofort hinterher, »Alkohol, oh Alkohol, du bist mein Feind, das weiß ich wohl, doch in der Bibel steht geschrieben: Auch deine Feinde sollst du lieben …«

Wenn ich jetzt dranbleibe, kann ich es packen, und solange ich keine totale Scheiße baue und abrutsche, werden sie mich nicht hängen lassen.

Es klingelt an der Tür. Endlich! Schön langsam stehe ich auf, vorsichtig. Dann stolziere ich wie eine Ente durch den Flur und mache auf.

»Hi!«

Gizem steht da und lacht mich an. Ihr erster Blick gilt wie immer in letzter Zeit meinem Bauch.

»Und? Alles klar?«

Ich nicke und ziehe sie in den Flur.

»Hier, guck mal.«

Ich hole das neue Ultraschallbild raus, das ich gestern bekommen habe, und gebe es ihr.

»Der ist ja super zu erkennen.«

»Oder sie!«

Auf dem Bild sieht man den kleinen Kopf und die winzigen Hände. Es sieht aus, als ob du dir gerade an die Stirn fasst.

»Voll die Denkerhaltung«, kichert Gizem.

Ich nicke. »Wird eben ein echtes Genie. Vor allem in

Mathe, nach dem, was ich seit heute Morgen schon alles gelernt habe.«

»Hat Doc Robert was gesagt, ob es ein Junge oder ein Mädchen wird?«

»Er glaubt, er könnte es erkennen. Aber ich will es nicht wissen. Außerdem weiß ich es sowieso.«

»Dann kannst du den Doc doch auch gleich nachgucken lassen.«

Ich ziehe mir die Jacke an und nehme das Bild zurück.

»Lieber nicht. Vielleicht irre ich mich ja auch. Und dann will ich nicht enttäuscht sein. Außerdem hat das auch was mit meinem Tanz zu tun.«

Gizem greift nach meiner Tasche mit den Tanzklamotten, die neben der Tür steht. Sie ist echt lieb. Immer will sie mir jetzt alles tragen.

»Gizem!«

»Ey, Janna. Ich kann das einfach nicht mit ansehen, wenn du die schwere Tasche trägst. Ich krieg davon ein total schlechtes Gewissen.«

»Und ich find's voll peinlich, wenn du sie für mich trägst! Außerdem ist sie nicht schwer. Los, gib schon her.«

Widerwillig gibt sie mir die Tasche zurück. Dann werfe ich die Tür zu und springe die Treppe runter.

»Janna, nicht so schnell!«

»Los, du Angsthase, jetzt komm schon.«

Auf dem Weg in die Tanzschule erzählt mir Gizem die große Neuigkeit in ihrer Familie. Ihr Bruder Erdogan ist ausgezogen, weil er einen Job in Frankfurt gefunden hat.

»Er hat es die ganze Zeit für sich behalten, bis er den Vertrag in der Tasche hatte, und es dann erst meinen Eltern gesagt.«

»Und wie ist es für dich?«

»Dogan wird mir bestimmt fehlen, aber ein Leben ohne großen Bruder ist bestimmt nicht sooo schlimm.«

Sie lacht mich an. Gizems Bruder ist kein richtiger Aufpasser, aber eben ein türkischer Bruder. Ich weiß noch, wie er sie die ersten Male zur Tanzstunde gebracht und genau geguckt hat, ob da auch keine Jungs rumlaufen und seine Schwester verführen wollen. Mir fällt wieder ein, wann Gizem mir das erste Mal davon erzählt hat, dass Dogan ausziehen will. An unserer Dönerbude, am Tag, als ich rausgekriegt habe, dass ich schwanger bin. Haben wir damals nicht über Bauchtanz geredet? Ob wir später nicht mal zusammen einen Kurs machen sollen? Ich muss grinsen. Jetzt machen wir tatsächlich so eine Art Bauchtanz zusammen.

Gizem plappert weiter.

»Für meine Mutter ist es viel schwieriger als für mich, dass Dogan jetzt abhaut. Seit zwei Tagen ist sie nur noch am Weinen. Und dann hat sie gefragt, ob du mal wieder zum Essen kommst.«

Lecker! Gizems Mutter kocht super. Und da ich im Moment dauernd einen Riesenappetit habe ... Leider sagt Doc Robert mir immer wieder, ich soll nicht denken, dass ich nun für zwei essen muss. Und außerdem magere Kost, nicht zu viele Kohlenhydrate, sondern Vitamine und Eiweiß.

»Wenn sie ihr Brot macht, komme ich sofort!«

Ich habe Gizems Mutter mal dabei zugeguckt. Ihr Brot ist wirklich unschlagbar. Sie macht Sahne an den Teig. Warm und mit Schafskäse ist es echt der Hammer.

Gizem lacht.

»Überhaupt. Sie fragt mich dauernd nach dir!«

Ich bleibe stehen.

»Wieso?«

Gizem überlegt.

»Du kennst sie doch. Sie denkt immer an andere. Neulich meinte sie plötzlich mitten beim Essen, Besitz kann man irgendwo finden, Leben nicht. Das ist so ein türkisches Sprichwort. *Mal bulunur can bulunmaz.*« Gizem schüttelt den Kopf. »Und als ich sie frage, wie sie da drauf kommt, meint sie, wegen dir.«

Ich knuffe sie in die Seite.

»Du meinst deinetwegen!«

»Meinetwegen?«

»Nein, wegen mir!«

»Oh Mann, Janna. Fängst du jetzt schon an wie die Supermama? Dein armes Kind! Bestimmt muss es jeden falschen Satz zehnmal abschreiben, und wenn es in Mathe nicht spurt, stehst du mit der Sklavenpeitsche daneben. Pass bloß auf, dass du nicht wirst wie alle Eltern! Jedenfalls am Anfang hat meine Mutter immer über dich gesagt: das arme Mädchen. Und dann, dass ich zu dir halten soll. Und jetzt fragt sie immer, wie es dir geht, was du machst, wann du mal zu uns kommst.«

»Echt?«

Ich staune.

»Ja, ja«, Gizem nickt. »Türkische Mütter sind so. Sie fühlt total mit dir mit.«

»Dann werde ich eben eine türkische Mutter!«, erkläre ich. »Des Kindes wegen. Ich meine, wegen dem Kind!«

Rosalyn wartet schon auf uns.

»Wenn ihr beiden weiterhin jede Woche zehn Minuten zu spät kommt, verschwenden wir in einem Jahr mindestens 1040 Minuten Tanzzeit.«

Gizem und ich kichern. Typisch Rosalyn. Sie denkt immer nur ans Tanzen. Und sie möchte, dass alle ihre Schülerinnen das auch tun.

»Und, habt ihr euch inzwischen überlegt, wie es weitergehen könnte?«

Als ich Rosalyn vor einigen Monaten angerufen habe, um sie zu fragen, ob sie mit mir eine Choreografie entwickelt, war sie sofort Feuer und Flamme.

»Ein Baby-im-Bauch-Tanz! Janna, das ist wunderschön. Was für eine Idee! So was haben wir noch nie gemacht. Klar, irgendwie muss man ja auch erst mal draufkommen. Was wollen wir machen? Eine Baby-Choreografie. Ich und mein Bauch? Der Embryonenbreak? Den Bauchnabelclip? So was? Ja, wie ist das überhaupt? Ich war ja nie schwanger!«

Die Fragen purzelten nur so aus ihr raus. Ich könnte Rosalyn noch heute dafür küssen. Obwohl sie keine Kinder hat und meiner Meinung nach auch nicht gerade auf Männer steht, hat sie sich aus dem Tanzen heraus alle möglichen Sachen vorgestellt, die mit Schwangerschaft zu tun haben könnten. Und Gizem und mich damit total heiß gemacht. Das Beste war, dass sie von Anfang an daran gedacht hat, dass ich immer dicker werden würde und wir das bei unserem Tanz natürlich berücksichtigen müssten.

»Es sollten Bewegungen sein, die du auch mit einem dicken Bauch machen kannst. Keine Sprünge. Keine heftigen Schritte. Etwas sehr Sanftes und Weibliches. Aber mit Kraft. Mit großer Kraft!«

Sie sieht uns erwartungsvoll an.

»Ich will gern das Unterwasserleben weitertanzen«, sage ich. Immer wieder denke ich nämlich an dich, wie ich vor dir stehe und dich in Gedanken das erste Mal sehe. Und ich weiß jetzt, dass ich dabei bei dir unter Wasser bin. Im Fruchtwasser. Wir stehen uns gegenüber, das heißt, eigentlich stehe ich und du schwimmst zusammengerollt vor mir. Aber wir sind beide gleich groß. Du bist ein Baby und ich eine Erwachsene, die sich ganz gleichberechtigt treffen. Dann trete ich auf dich zu und berühre deine Stirn, deine Arme, deine Ohren.

»Staunen«, hat Rosalyn gesagt, als ich davon erzählt habe. »Wir werden ein staunendes Wesen tanzen. Zwei Wesen, die sich begegnen und staunen. Und warum nicht unter Wasser!«

Bisher haben Gizem und ich zusammen improvisiert, wie es sein könnte, unter Wasser zu leben, eine Nabelschnur zu haben, umherzutreiben oder Fruchtwasser zu trinken. Aber für heute habe ich mir etwas Besonderes ausgedacht.

»Ich wollte vorschlagen, dass Gizem mich tanzt und ich das Baby. Und dann treffen wir uns.«

»Sehr schön!« Rosalyn strahlt. »Brauchen wir Kostüme dazu?«

»Nein«, Gizem schüttelt den Kopf, »von mir aus nicht. Es geht ja nicht darum, wie das Baby aussieht, nur, wie es sich fühlt und benimmt sozusagen. Oder?«

»Genau!« Rosalyn klatscht begeistert in die Hände und winkt mit einer Schallplatte aus ihrer riesigen Sammlung – Terry Oldfield: *Out of the Depths*. Walgesänge im Hintergrund mit einer Komposition aus Flöte, Keyboard und natürlichen Sounds. Es klingt ziemlich majestätisch und ist gleichzeitig ganz zart.

Es passt wunderbar.

Gizem und ich ziehen uns um und machen uns warm. Ich kann mich wirklich nicht mehr besonders elegant bewegen. Aber das macht nichts.

Dann gehen wir jede in eine Ecke des Studios.

»Mensch, lerne tanzen, sonst wissen die Engel im Himmel nichts mit dir anzufangen«, ruft uns Rosalyn zu.

Ich kann sie aus den Augenwinkeln in der langen Spiegelwand sehen. Weiter hinten dehnt sich Gizem. Ich selbst sehe aus wie eine kleine Kugel.

Ich lächle mir zu. Und dir.

Dann tanze ich vorsichtig das Baby im Fruchtwasser. Ich bin zusammengerollt und bewege nur meine Hände, mit denen ich im Wasser spiele und an der Nabelschnur taste. Ab und zu trinke ich einen Schluck. Dann fällt ein Schatten über mich. Es ist Gizem, die mich gesehen hat und sich mir vorsichtig annähert. Wir kennen uns nicht, aber wir spüren, dass wir zusammengehören. Ich richte mich auf. Dabei bin ich wie ein Seepferdchen, das seine ersten Schwimmversuche macht. Dann schwimme ich in meiner Fruchtblase auf Gizem zu. Und sie breitet die Arme aus und erwartet mich.

Dreikäsehoch

Mama drängt mich, dass ich endlich zum Sozialamt gehen soll, um Kindergeld und Erziehungsgeld zu beantragen: »Da hättest du wirklich auch von alleine drauf kommen können.«

»Ja.«

»Jedes andere Mädchen würde als Erstes daran denken, dass sie für sich und ihr Kind auch Geld zum Leben braucht. Außerdem wird man dir, glaube ich, einen Vormund an die Seite stellen, solange du noch nicht volljährig bist.«

Vormund. Geld zum Leben. Sozialamt. Jedes andere Mädchen. Schrecklich. Ich träume sogar davon. Und blöderweise hat es immer auch mit Kai zu tun.

Einmal sind wir dabei, einen Kinderwagen zu kaufen. Kai will unbedingt einen mit vier Rädern und ich einen mit drei. Wir stehen in einem Geschäft, zwischen uns tausende von Wagen. Kai dreht mir den Rücken zu und malt mit einem Edding unverständliche Zeichen auf einen Buggy. Er wirkt dabei wie ein Besessener. Dann höre ich seine Stimme: »Es wird schreien, wenn du gerade deine Ruhe willst. 365 Tage im Jahr. Jahrelang! Wir sind selbst noch Kinder.« Kaum hat er das gesagt, springt er in einen der Kinderwagen und rollt aus der Tür. Das ist unheimlich. Ich beobachte ihn durch das große Schaufenster, sehe, wie er sich in den Straßenverkehr einfädelt. Aber dann höre ich wieder seine Stimme und sie ist immer noch ganz nah: »Janna, ich will auch noch andere Mädchen kennen lernen. Ich will Erfahrungen sammeln. Ich will mich nicht schon so früh festlegen!« Ich will ihm nachlaufen, aber da kommt ein Verkäufer und hält mich fest. Er deutet auf einen Kinderwagen mit vier Rädern und sagt: »Nehmen Sie den hier, dann sieht man wenigstens, dass das Sozialamt ihn bezahlt hat. Oder ist es Ihnen etwa peinlich, dass Sie Ihrem Kind später sagen müssen, dass es auf Kosten der Steuerzahler gelebt hat?!«

Das ist kein Witz. Ich wache auf und der Traum schwirrt mir immer noch im Kopf rum. Nach so einem Traum zum Sozialamt zu gehen, ist natürlich der pure Horror. Aber irgendwie denke ich auch, ich muss endlich dahin, wenn ich diese Träume loswerden will.

Was mich wirklich nervt, ist, dass ich Kai dafür in den Hintern treten muss. Nach den Osterferien hat er nie wieder davon gesprochen, dass wir uns eine Wohnung suchen sollen. Und trotz all seiner Ankündigungen hat er sich auch sonst um rein gar nichts gekümmert. Nur dass er Vater wird, posaunt er überall laut rum.

»Sobald ich sicher bin, dass ich das Schuljahr schaffe, kümmere ich mich«, lautet seine Standardausrede. Okay, aber Ostern ist längst vorbei, er hat sein Zwischenzeugnis bekommen, und soweit ich weiß, muss er sich keine Sorgen machen. Ich übrigens auch nicht. Ich bin in keinem Fach abgerutscht.

Aber ich habe keine Lust, Kai immer wieder zu fragen und zu löchern. Das mit der Wohnung war seine Idee. Das wirklich Nervige an der ganzen Sache ist nur, dass Mama dauernd wissen will, was wir tun werden.

Sie behauptet, sie will mich endlich auf eigenen Beinen sehen. Dass ich auch wirklich mit aller Konsequenz zu meiner Entscheidung stehe. Sie ist enttäuscht von mir und will mich das spüren lassen. Und irgendwie will sie mir beweisen, dass Kai mich nicht auffangen wird.

Ich würde so gerne mit ihr über meinen Vater sprechen. Vielleicht würde sie sich ja anders benehmen, wenn ich ihr sage, dass ich eingesehen habe, dass es nichts wird mit Kai. Dass ich kapiert habe, dass ich mich auf ihn nicht verlassen kann. Aber das traue ich mich nicht mehr, nach dem, was neulich passiert ist.

Mama platzte ins Badezimmer, als ich gerade unter der Dusche stand. Natürlich kennt sie mich nackt. Aber ihr Blick blieb an meinem Bauch hängen, als wäre ich eine Fremde.

»Kannst du die Tür nicht abschließen, wenn du hier rumtanzt?«, fuhr sie mich an.

Ich wusste überhaupt nicht, was ich darauf antworten sollte. *Pardon, ich dachte, du bist meine Mutter und hast mich schon mal nackt gesehen.* Ich meine, es ist schließlich kein Verbrechen, die Badezimmertür nicht abzuschließen. Und dann schrie sie plötzlich los: »Ich ertrage es nicht! Ich will es nicht! Ich will nicht, dass wir beide mit einem Kind hier leben. Das ist alles wie damals!«

Sie fing an zu weinen, drehte sich um und rannte aus

dem Bad. So hatte ich sie noch nie erlebt. So fassungslos. Dann kam sie wieder zurück. Sie sah mich an und gab mir ein Handtuch. »Es tut mir Leid, Janna. Ich hätte nicht gedacht, dass mich die ganze Sache so mitnimmt. Ich schaffe es einfach nicht.«

Das musste ich erst mal runterschlucken. Meine eigene Mutter hat Schiss vor mir. Das ist echt grausam.

Am liebsten wäre ich in diesem Moment aus der Wohnung gelaufen. Aber ich war zu schlapp und zu schwer. Ich hatte nicht die Kraft abzuhauen, mich irgendwo hinzusetzen und Leute anzustarren.

Soll ich vielleicht ausziehen? Aber wohin und wie soll das gehen? Ich hab null Euro und arbeiten kann ich jetzt auch schlecht. Nicht mal irgendeinen Schülerjob. Keine Ahnung, wie das funktionieren soll. Trotzdem. Vielleicht wäre es echt besser. Es ist einfach irre schwer hier zu Hause mit Mama und mir.

Ich habe noch keine Idee wie, aber irgendwas muss ich unternehmen.

Vor der Schule wartet Gizem auf mich. Obwohl es warm ist, hat sie ihre dunkle Lederjacke an. Ihre Schultasche ist an eine Hauswand gelehnt und sie hält einen Apfel in der Hand.

»Ciao, Janna!«

Sie streckt mir den Apfel hin.

»Willst du?«

Ich habe eigentlich keinen Hunger, aber ich nehme den Apfel trotzdem. Gizem ist so lieb zu mir wie kein anderer

Mensch auf der Welt. Zum Glück ist mir morgens nicht mehr übel.

Sie nimmt ihre Tasche und sieht die Straße runter.

»Die Ärsche stehen da vorne und rauchen.« Sie verzieht das Gesicht. »Wir können auch eine Straße weiter gehen. Ist ja noch Zeit.«

Aber das will ich nicht. Man sieht meinen Bauch halt, und selbst wenn ich könnte, würde ich ihn nicht verstecken.

»Scheiß drauf, die tun mir ja nichts.«

»Die nerven. Und ich will nicht, dass du gestresst bist.«

»Trotzdem.«

»Okay, aber wenn sie wieder mit ihren Sprüchen kommen, kriegen sie es heute zurück.«

»Gizem! Das gibt doch erst recht Stress! Was willst du denn sagen?«

Aber Gizem setzt sich schon in Bewegung.

»Dass es uns reicht.«

»Warte!«

Ich laufe ihr nach. In ihrer Lederjacke sieht sie aus wie eine Kriegerin. Cool, so Lara-Croft-mäßig. In Wirklichkeit sind es ja nur ein paar kleine Jungen, die vor der Schule ihre ersten Zigaretten rauchen, aber Gizem hat Recht. Jeden Tag, wenn ich vorbeikomme, sagen sie denselben Spruch auf. Ich habe bisher so getan, als würde ich sie überhören und sie sind eigentlich auch kein echtes Problem für mich, aber nerven tun sie trotzdem. *Ich muss mir das echt nicht antun, sondern euch besser mal ausbuh'n.*

Kaum kommen wir auf sie zu, stoßen sie sich auch schon an und grinsen. Unwillkürlich gehe ich schneller. Vielleicht halten sie ja auch den Mund und es hat sich erledigt. Denkste. Der Kleinste, ein bleicher Dreikäsehoch, nimmt lässig seine Zigarette aus dem Mund und schmettert lauthals los: »In der Nacht, in der Nacht, wenn der Büstenhalter kracht, wenn der Bauch explodiert, kommt das Baby rausmarschiert.«

Er steckt sich die Zigarette zurück in den Mundwinkel und grinst mich herausfordernd an.

»Ficki-ficki! Ich auch ficki-ficki!«

Die anderen kichern und gaffen.

Aber sie haben nicht mit Gizem gerechnet. Obwohl sie zu fünft sind, schnappt sie sich den Idioten und packt ihn an der Jacke.

»Du Esel!«

Der Kleine verzieht keine Miene. Stur guckt er Gizem ins Gesicht. Dann macht er den Mund auf und sagt: »Iah!«

Die anderen brüllen vor Lachen.

»Okay!« Gizem greift fester zu und sieht ihm direkt in die Augen. »Dann erklär mir mal, wie deine Mutter dich bekommen hat?«

Der Kleine rümpft die Nase, dann brüllt er: »Vom Ficken, wie's die da gemacht hat!«

Gizem lächelt.

»Genau. Dann kannst du ja vielleicht mal versuchen, deine Mutter zu ficken, wenn du so scharf drauf bist!«

Der Kleine wird rot. Er versucht, Gizem anzuspucken, aber die ist schneller als er. Sie schüttelt ihn und sein Rotz kleckert an ihm herunter. Wütend schreit er sie an. »Ey, mein T-Shirt! Das kannst du jetzt waschen.«

Gizem sieht ihn kühl an.

»Ganz bestimmt nicht, Fickificki! *Yava? Tükürügün sakala zarari var.*«

Der Kleine zappelt: »Was heißt das? Lass mich sofort los!«

Aber Gizem hält ihn immer noch fest. »Das heißt, deine Mutter wäscht dir noch jeden Abend dein Pimmelchen, Fickificki!«

Der Kleine schnappt nach Luft, aber die vier Übrigen lachen. Dann guckt einer von ihnen Gizem an und ruft stolz: »Du lügst! Das heißt, wer langsam spuckt, tut seinem Bart schlecht! Das hast du gesagt, weil er sich auf den Bauch gespuckt hat! Ich kann auch Türkisch!«

Gizem lässt den Dreikäsehoch los und wendet sich dem Sprecher zu: »Ihr lasst meine Freundin ab jetzt in Ruhe!«

Der Junge, der Türkisch versteht, wiegt den Kopf. Es fällt ihm schwer, sich ein Grinsen zu verkneifen: »Aber die ist ...«, er zeigt mit der Hand auf meinen Bauch.

»Schwanger«, sage ich.

Er wird rot und prustet los. Sofort müssen die anderen mitlachen. Selbst der Dreikäsehoch kann sich nicht zurückhalten. Gizem glaubt es nicht.

»Was seid ihr eigentlich für Idioten?«

»Ey, du, ey, du!« Ein dritter Junge sieht mich grinsend an. »Wenn eine Frau ein Baby kriegt, wird sie dann eine Gebärmutter?«

Ich fass es nicht. Diese Kids! Wahrscheinlich meinen sie es gar nicht böse, sondern sind einfach nur stinkneugierig. Und dazu komplette Hohlköpfe.

»Nein«, sage ich ruhig. »Die Gebärmutter ist nämlich ein Organ, du Volltrottel. Und da drin wächst das Baby.«

»Aber als meine Mutter meine Schwester gemacht hat, da hat mir mein Bruder gesagt, man muss das Baby vorher runterschlucken.«

»Tja, dann hat dich dein Bruder wohl angelogen.«

»Aber wie dann?«

Gizem legt ihm die Hand auf die Schulter. »Das habt ihr doch vorhin die ganze Zeit gebrüllt, ficki-ficki. Oder weißt du etwa gar nicht, was das ist?«

»Na klar weiß ich das!« Der Junge wird rot.

»Dann erklär es mir doch mal«, lächelt Gizem süßlich.

Der Junge schüttelt den Kopf, aber Gizem bleibt hart. »Sag es mir, oder ich zeige euch an!«

»Was?«

»Was ihr hier macht, ist Beleidigung, falls du's noch nicht weißt. Dafür zahlt ihr mindestens 500 Euro. Also!«

»So ein Quatsch«, murmelt der eben noch so coole Typ jetzt schon ein bisschen unsicher, »das glaube ich nie.«

»Kannst du ruhig glauben.« Gizem lächelt ihn an wie eine Schlange. »Mein Vater ist Anwalt, der haut dich in die Pfanne!«

Der Knirps schaut zu seinen Freunden. Jetzt ist er nicht mehr so sicher. Wenn der wüsste, dass Gizems Vater als Elektriker bei Siemens arbeitet!

»Los jetzt!« Gizem zeigt auf den Jungen. »Sag es!«

Der Typ stellt sich breitbeinig hin und holt Luft. Dann ruft er, so schnell er kann: »Da müssen zwei ficken und dann kriegen die ein Baby.«

Stolz sieht er erst seine Kumpels und dann Gizem und mich an.

»Sehr gut!« Gizem hält einen Daumen hoch. »Und ab jetzt haltet ihr die Schnauze. Alles klar?«

Er nickt und guckt wichtigtuerisch in die Runde. »Okay. Ihr könnt euch drauf verlassen.«

Ich klopfe ihm auf die Schulter und nicke seinen Kumpels zu. Mit ernsten Kinderaugen nicken sie zurück.

Dann geben sie sich Feuer.

Olur, Olur

»Janna, Janna!«

In der Pause kommt Kai auf mich zugerannt. Ich sitze auf einem der abgesägten Baumstämme, die bei uns auf dem Schulhof rumstehen. Seine Freunde starren ihm hinterher. Seit alle wissen, dass das Kind von ihm ist, wird er von den anderen richtig bewundert. *Als ob er groß was zu leisten hätte.* Irgendwie scheinen die Jungs es cool zu finden, dass einer von ihnen schon ein richtiger Erzeuger ist.

Eins muss ich ihnen aber lassen. Wenn wir nach der Schule zusammen an der Haltestelle stehen oder sonst wo, passen sie alle zusammen auf mich auf. Wehe, jemand wirft mir einen schrägen Blick zu. Kais Freunde würden ihn auf der Stelle in den Arsch treten.

Ey, du, mach dir das mal klar! Auch in dir steckt so ein Babypapa. Auch aus dir kann ein kleiner Hosenscheißer sprießen, darum lass dir den Tag von keinem Alten vermiesen. Von 'nem Lehrer, Politiker oder Polizist oder sonst so einem, der immer alles nur in sich reinfrisst. Lass es raus, lass es raus, lass es raus, jedes frisch geborne Kind macht die Welt um dich rum zu 'nem echt neuen Jugendhaus.

Ich grinse und kaue an Gizems Apfel. Kai steht vor mir

und sieht auf meinen Bauch. Er hat immer noch diesen bewundernden Blick, aber irgendwie ist da jetzt so ein ängstliches Flackern dazugekommen. Angst vor seinen Versprechungen?

»Geht's dir gut?«

Ich nicke.

»Ich hab 'ne drei in Mathe!«

Kai setzt sich neben mich und holt Süßigkeiten aus der Tasche.

»Und ich guck mir jetzt die Wohnungsanzeigen an! Willst du?«

»Hmhm.« Ich schüttle den Kopf.

»Was?« Kai pult an einem festgeklebten Papier herum. Dann blickt er auf.

»Kai, du musst das nicht! Ich hab nie gesagt, dass wir zusammenziehen müssen.«

»Aber ich will das, Janna.«

Und ich? Ich bin stolz, dass er mich bei seinen Eltern und vor meiner Mutter so verteidigt hat. Und auch, dass er auf seine Art glücklich ist. Aber wenn ich ehrlich bin, habe ich mich in den letzten Monaten selber nicht gerade viel darum gekümmert, dass wir zusammenziehen. Wir sehen uns wieder etwas öfter als vorher und verstehen uns ziemlich gut, okay. Wir haben uns sogar ein Buch über Schwangerschaft besorgt und darin geblättert. Aber ich hab überhaupt keine Lust, mit ihm zu schlafen oder so. Ich finde es gut, dass Kai der Vater ist. Er ist süß. Aber trotzdem.

Kai wippt mit den Füßen. Dann fummelt er wieder an seinem Papier herum.

»Nach dem Schuljahr machen wir es.«

»Ich geh nächste Woche zum Jugendamt.«

»Puh, Ämter.« Kai stöhnt. »Wir können ja wetten. Bestimmt habe ich eher eine Wohnung als du deine Sozialhilfe.« Er hat endlich das Papier ab und beißt in die Schokolade.

»Es geht nicht um meine Sozialhilfe.«

»Worum denn?«

»Um so einen Vormund. Ätzend. Wusstest du das? Nur weil wir noch nicht achtzehn sind, müssen wir einen Vormund akzeptieren. Für mich ist das absolut hirnrissig!«

Kai schüttelt den Kopf.

»Wir?«

»Na logo! Die sagen eben, wir sind selbst noch Kinder und haben keine Ahnung. Sehr komisch eigentlich, dass die Natur sich nicht an solche Vorschriften hält. Ein Kind kann ich kriegen. Aber Kindergeld nur mit einem Vormund.«

Kai sieht auf den Boden und lässt einen Faden Spucke aus dem Mund laufen. Dann merkt er, dass ich ihn beobachte und wird rot. Schnell spuckt er aus und tritt mit dem Fuß drauf rum.

»Ist das ein ekliges Wort«, sagt er. »Stell dir mal vor, du hast plötzlich einen zweiten Mund vor deinem eigenen. Der kaut dir alles vor, der verdreht dir deine Worte. Kotzeklig.«

Er hält mir die Schokolade hin.

»Willst du echt nicht? Mars macht mobil!«

»Nein!«

Er knüllt das Papier zusammen und wirft es nach einem Gully, ohne zu treffen.

»Samstag sind die Corrs in der Arena, hast du nicht Lust?« Er beugt sich vor und küsst mich auf den Mund. Das macht er jetzt dauernd.

»Ich steh nicht auf die.«

»Aber ›Hideaway‹ ist die absolute Nummer eins. Andrea singt echt zum Verlieben.«

Gizem kommt auf den Hof und direkt zu uns rüber.

»Janna! Es klappt, wir kriegen die Nebelmaschine!«

»Nebelmaschine?« Kai sieht uns verwirrt an. »Was habt ihr denn damit vor?«

»Hi, Kai!« Gizem quetscht sich mit auf den dicken Baumstamm. Langsam wird es hier eng. »Wir tanzen was und brauchen dafür die Nebelmaschine. Und wir haben doch eine hier von den Schulaufführungen.«

»Wozu braucht ihr denn Nebel?«

»Mann, Kai. Das wirst du dann schon sehen.« Gizem lacht. »Das war wirklich eine geniale Idee!«

Kai findet das nicht witzig.

»Und warum sagt ihr mir nichts? Echt, Janna, du bist ja schon fast wie meine Mutter. Die sagt auch immer erst nachher, was los ist.«

Das trifft mich. Oh Mann. Wie Frau Bieker.

Kai holt inzwischen Nachschub aus seiner Tasche.

»Zum Jugendamt komm ich nicht mit. Hab ich echt keinen Bock drauf. Aber was ist mit Samstag? Kommst du mit zum Konzert?«

Ich schüttle den Kopf.

»Die sollen eine super Bühnenshow haben. Und du hast lange nicht mehr mit mir getanzt.«

Das stimmt. Ich habe in letzter Zeit nur mit dir getanzt. Und ich bin noch nie auf den Gedanken gekommen, Kai könnte da mitmachen.

Nach der Schule gehe ich mit zu Gizem.

Ihre Mutter freut sich total, mich zu sehen. »Ach, Janna! Endlich sehe ich dich mal wieder! Du musst uns öfter besuchen kommen. Komm, setz dich! Du hast ja einen richtig dicken Bauch bekommen!«

Zärtlich streichelt sie mir über die Wange.

Frau Tanju ist eine supermutige Frau. Seit Gizem mir ihre Geschichte erzählt hat, bewundere ich sie fast. Sie ist vor über zwanzig Jahren alleine nach Deutschland gekommen, um hier zu arbeiten. Ihren Mann hat sie erst später nachgeholt. Das gefällt mir. Alleine, als Frau, in ein ganz fremdes Land zu gehen, wo du überhaupt erst mal die Sprache lernen musst, und deinen Mann lässt du nachkommen.

Es gibt Safranreis, Gizems Lieblingsessen. Sie steht schon in der Küche über die Pfanne gebeugt und schnuppert.

»Wenn ich kein Abi mache, werde ich Köchin. Oder auch so. Kochen ist eine Kunst.«

»Ach, ja!« Frau Tanju seufzt und lacht zugleich. »Kochen wollte sie schon immer. Weil ich gerne koche und sie gerne isst. Aber jetzt sind wir nur noch zu dritt. Hast du gehört, dass Dogan nach Frankfurt gezogen ist? Er ruft nie an!«

Frau Tanju stellt Teller auf den Tisch und läuft geschäftig umher.

Gizem kommt aus der Küche.

»Ich vermisse ihn gar nicht so doll, wie ich gedacht habe. Ich hab mir schon überlegt, was man alles aus seinem Zimmer machen kann!«

»Und was?« Gizems Mutter verschwindet in der Küche und erscheint gleich darauf wieder mit einer dampfenden Pfanne in der Hand. »Für mich ist es nur ein leeres Zimmer. Und ich sage dir, Janna, *neren agrırsa canın orda.* Wo es dir wehtut, da ist dein Herz. Wir brauchen kein leeres Zimmer. Alles hat seinen Platz. Jetzt brauchen wir eine kleinere Wohnung.«

»Aber Mutti!« Gizem protestiert. »Ich kann mir ein Arbeitszimmer einrichten. Wenn ich studiere.«

»Wie ich dich kenne, bist du dann sowieso den ganzen Tag in der Uni.« Ihre Mutter deutet auf Gizem. »Sie lernt, aber wo sie das macht, weiß kein Mensch. Sie ist nie da, immer unterwegs. Wahrscheinlich lernt sie beim Schlafen!«

Gizem grinst. »Ich bin wie Hermine.«

»Hermine, wer ist das denn?«

Gizems Mutter füllt uns die Teller bis zum Rand. Ein köstlicher Duft steigt mir in die Nase.

»Die Freundin von Harry Potter«, erklärt Gizem. »Sie kann an zwei Orten gleichzeitig sein und deswegen besonders viel lernen.«

»Das ist auf keinen Fall gesund!«, entscheidet ihre Mutter. »Was du machst, sollst du richtig machen. *Bakarsan bag, bakmazsan dag olur!* Oder nicht?«

Fragend sehe ich Gizem an. Sie übersetzt mir: »Bei sorgsamer Pflege wird es ein Weingarten, sonst bleibt es ein Berg.«

Frau Tanju sieht mich an. »Und, ist das nicht richtig, Janna?«

Ihr Blick ist liebevoll auf meinen Bauch gerichtet.

»Also, ich sage dir, du siehst aus wie Kybele mit deinem dicken Bauch! Weißt du, sie ist eine Göttin, die Quelle der Fülle und der Fruchtbarkeit. Ihre Hüften sind voll und sie hat die größten Brüste. Auf Türkisch sagen wir *toprak-ana*, Mutter Erde. Na, eigentlich wie auf Deutsch! Die Erde ist für uns heilig und verehrungswürdig, das Menschengeschlecht kommt aus ihr und kehrt in sie zurück. Das mag ich! Keine leeren Zimmer.«

Sie lacht und taucht ihre Gabel in den goldgelben Reisberg vor sich.

Gizem und ich haben uns in ihr Zimmer verzogen.

Ich liege auf dem Bett, kaue Kaugummi und starre in die Luft. Von irgendwoher hat Gizem eine Dose Seifenblasen herbeigezaubert. Sie sitzt neben mir und versucht, große Blasen hinzukriegen. Manchmal platzen sie. Dann schweben wieder ein paar kleinere vor meinen Augen vorbei. Das Fenster ist offen. Unten auf der Straße rauschen die Autos vorbei.

»Stimmt das eigentlich, dass du nie zu Hause lernst?«, frage ich.

Gizem schüttelt den Kopf und bläst vorsichtig an einer Riesenblase. Sie wird immer größer.

Ich kneife die Augen zusammen.

Aber die Blase hält. Sie löst sich von dem gelben Plastikstiel und schwebt schwerfällig auf mich zu.

»Mutti merkt das nur nicht. Ich hab eigentlich schon immer ziemlich gerne gelernt.« Sie kichert. »Lernen macht mir keine Angst. Es ist unendlich. Am liebsten würde ich hunderttausend Jahre alt werden und so richtig in Ruhe lernen. Erst mal fünfzigtausend Jahre zur Schule gehen.«

»Wenn man so lange Zeit hätte, das wäre echt cool.«

Gizem bläst ein paar kleine Blasen.

Ich lasse meinen Kaugummi schnalzen.

»Ob ich so eine große Blase hinkriege wie du?«

Ich lege mir den Kaugummi um die Zungenspitze und fange vorsichtig an, eine Blase zu machen.

Gizem sieht mich todernst an und sieht zu, wie die Blase wächst. Dann wackelt sie plötzlich mit den Ohren und ich kriege einen Lachanfall. Der Kaugummi platzt und klebt rund um meinen Mund.

Gizem lacht.

Sorgfältig schiebe ich ihn wieder zurück.

»Seit wann kannst du mit den Ohren wackeln?«

»Keine Ahnung. Ich hab's einfach mal vor dem Spiegel probiert und es ging.«

»Ich kann das nicht. Ich hab da gar keine Muskeln.«

»Dafür kannst du so schön die Nase rümpfen.«

Ich wackle mit der Nase.

»Hast du dich schon mal in einen Popstar verliebt?«, will Gizem wissen.

Komischerweise hab ich das nie. »Nee. Aber in ein Pferd. Auf dem Reiterhof.«

Gizem schüttelt den Kopf.

»Das ist was anderes.«

»Okay. Hast du dich etwa in einen verknallt??«

»Ein bisschen!« Sie grinst mich an. »Rat mal, in wen!« Sie fährt sich mit der Hand durchs Haar, als wäre da eine fette Schmalztolle. »Elvis Presley!«

Dann lacht sie. »Nein, das ist gelogen. Aber ehrlich! Ich würde gerne wissen, in wen ich mich mal verliebe. Irgendwie glaube ich nicht, dass es ein türkischer Junge ist. Ich glaube, es wird ein Berliner ... oder ein Spanier.«

Sie macht eine neue Seifenblase. Dahinter leuchtet ihr Gesicht in tausend Farben. Wohin fliegen all diese schönen Gedanken, die wir haben? Vielleicht leben sie in Schneekugeln am Nordpol. Vielleicht werden sie zu Mosaikbildern auf Fußböden.

Ich sehe Gizem an.

»Wenn du das nächste Mal bei mir bist, zeige ich dir die Bilder auf dem Badezimmerfußboden.«

»Was für Bilder?«

Ich erkläre es ihr. Mit großen Augen hört sie mir zu.

»Au ja. Vielleicht entdecke ich dann ja auch eins. Ein neues. Meinen Traumprinzen, wie er nach mir sucht.«

Sie stellt die Seifenblasen weg und legt sich neben mich.

»Nachher machen wir noch zusammen was für die Schule, okay?«

»Okay.«

»Und ich koche uns Tee dazu.«

»Okay.«

»Weißt du noch, was ›okay‹ auf Türkisch heißt?«

»*Olur!*«, rufe ich.

»*Olur!*«, nickt Gizem, »genau, *olur, olur*.«

Jugendamt

Das Jugendamt sieht ganz anders aus, als ich es mir vorgestellt habe. Es ist gar kein grauer Betonkasten, sondern eine alte Villa aus rotem Backstein.

Gizem staunt auch. Ich habe sie gefragt, ob sie mitkommt, weil ich dachte, alleine drehe ich vielleicht wieder um und haue ab.

Auf alle Fälle ist es so viel leichter, reinzugehen. Mich kostet es aber trotzdem ganz schön viel Überwindung. Da drin wartet irgendein Beamter, der mir sagen kann, was ich mit dir tun oder lassen soll.

Echt, die Sache mit dem Vormund stinkt mir ganz schön.

Kann denn wirklich ein wildfremder Mensch plötzlich darüber bestimmen, ob ich eine gute Mutter bin oder nicht? Vielleicht ist es ja jemand mit total mittelalterlichen Ideen? Ich stelle mir so einen Vormund irgendwie grausam vor. Seit ich daran denke, fühle ich mich, als müsste ich bald mit jemandem zusammenziehen, den ich mir nicht ausgesucht habe. Ich hab richtig Bauchschmerzen.

Und das nur, weil ich noch nicht achtzehn bin.

In der Villa sieht es schon wieder sehr viel mehr nach
Behörde aus. Auf dem Boden liegt abgetretenes graues Linoleum und neben den Türen sind hässliche braune

Namensschilder angeschraubt. Dafür hängen dazwischen ein paar bunte Kinderzeichnungen an den Wänden.

»Zu wem müssen wir noch mal genau?«, flüstert Gizem mir zu.

»Zu Herrn Abendroth«, sage ich. Ich stelle mir schon die ganze Zeit vor, dass sein Gesicht dunkelrot leuchtet.

Gizem mustert die Namensschilder.

»Da.«

Ich gehe an ihr vorbei zu der Tür, die halb offen steht, und sehe in das Büro dahinter. An einem Schreibtisch sitzt ein schmächtiger Mann mit einer Glatze und liest in einer Akte. Er bemerkt mich und sieht auf.

»Ja, bitte?«

»Guten Tag, ich bin Janna Brahms. Sind Sie Herr Abendroth?«

»Ja, hallo. Ich habe schon auf Sie gewartet.«

Er steht auf und kommt auf mich zu.

»Wir können gleich rüber ins Besprechungszimmer gehen, da ist es gemütlicher als hier.«

Jetzt bemerkt er auch Gizem.

»Ah, Verstärkung. Das ist prima. Ich empfehle unseren Klientinnen immer, sich für die Behördengänge Unterstützung mitzunehmen. Man sollte in brenzligen Situationen stets eine Hilfe an seiner Seite haben.«

Ich sehe Gizem an. Herr Abendroth redet genau wie der Schlocht in Mathe. Hilfe!

»Sind wir denn hier in einer brenzligen Situation?«, frage ich vorsichtig. »Gizem ist eigentlich dabei, weil sie meine beste Freundin ist.«

»Alles klar.«

Abendroth mustert mich und reicht uns dann nacheinander die Hand. Über den Flur führt er uns in das Besprechungszimmer. Um einen kleinen Tisch herum stehen ein paar Stühle und Hocker und in einer Ecke liegt ein Haufen Spielzeug.

Er lässt sich in einen durchgewetzten Sessel fallen und schlägt die Beine übereinander. Dann deutet er auf das Spielzeug.

»Sie sehen, hier kommen natürlich auch oft Eltern mit Kindern her!«

Er lächelt kurz.

»Setzen Sie sich doch bitte. Wenn Sie nichts dagegen haben, möchte ich Ihnen zuerst einmal Ihre Rechte auf staatliche Hilfe vor Augen führen.«

Ich setze mich ihm gegenüber auf einen alten Holzstuhl. Auch Gizem setzt sich. Ich komme mir vor wie beim Schulpsychologen. *Rechte auf staatliche Hilfe.* Ist das jetzt gut oder schlecht? *Stattliche Hilfe wäre besser.* Zum ersten Mal in meinem Leben würde ich gerne superreich sein. Bestimmt müsste ich dann nicht hier sitzen. Wenn ich mir vorstelle, dass Kai ein Mega-Popstar wäre! Dann würde ich nicht beim Jugendamt sitzen, sondern bei der Bravo und ein Exklusivinterview geben: *Janna B. – Die Nacht, in der Kai Bieker Vater wurde …*

Die nächste Stunde erklärt Abendroth ohne Luft zu holen, welche gesetzlichen Ansprüche ich habe. Sicherheitshalber schreiben Gizem und ich auf einem Block alles mit: Kindergeld, Erziehungsgeld, Sozialhilfe, Mietzuschuss,

Hilfe zur Kinderbetreuung, Familienhelferin, Geburtsvorbereitung, psychologische Betreuung …

Mann, sind die Stühle unbequem. Am liebsten würde ich aufstehen und eine Runde Rad schlagen!

Abendroth legt den Kopf zurück und nickt.

»Das wär's fürs Erste. Ich geben Ihnen für das alles auch die entsprechenden Merkblätter. Was die finanziellen Aspekte betrifft, muss Ihnen klar sein, dass es immer etwas dauern kann. Die Mühlen der Bürokratie mahlen langsam, Sie wissen ja. Darum ist es gut, wenn Sie Ihre Anträge schon jetzt vorbereiten und gleich nach der Geburt einreichen. Begreifen Sie es als eine Art Hausaufgabe. Legen Sie sich am besten einen Aktenordner zu und gehen Sie systematisch vor. Wenn Sie nicht klarkommen, helfe ich Ihnen natürlich.«

Ich sehe Gizem an. *Legen Sie sich einen Aktenordner zu.* Das war schon immer mein Traum … Aber Gizem lächelt nicht. Sie hat ganz starre Augen und sieht müde aus. Offenbar raucht ihr der Kopf genauso wie mir.

Abendroth blickt zu mir.

»Haben Sie noch Fragen?«

Vorsichtig nicke ich.

»Ja, wie ist das genau mit dem Vormund?«

»Der Vormund.« Abendroth holt Luft. »Ja. Da muss ich dann erst mal selber etwas fragen. Der Vater des Kindes ist auch minderjährig?«

Minderjährig. Irgendwann musste das ja kommen. Davor habe ich mich die ganze Zeit gefürchtet.

Ich nicke.

»Und er wollte heute nicht dabei sein?«

»Nein. Ich dachte auch, es geht erst mal um das Kind und mich.«

»Das heißt, Sie wissen wahrscheinlich auch noch nicht, ob Sie heiraten werden?«

Na ja, was soll ich dazu sagen. Schließlich gucke ich einfach nur auf den Boden.

Abendroth legt behutsam die Hände zusammen, fast so als würde er beten.

»Verstehe. Also, Janna, Ihr Kind bekommt auf alle Fälle einen gesetzlichen Vormund. Das ist so geregelt in Deutschland. Das Kind einer minderjährigen Mutter steht unter gesetzlicher Amtsvormundschaft. Das heißt, dass eine Mitarbeiterin oder ein Mitarbeiter des Jugendamts als Vormund für dieses Kind tätig wird.

Er entscheidet bei allen Anliegen, die persönliche und vermögensrechtliche Bereiche des Kindes betreffen, weil Sie als minderjährige Mutter nur beschränkt geschäftsfähig sind. Das kann zum Beispiel bei Erbschaftsfragen sein oder wenn es um eine ärztliche Behandlung geht.«

»Dann müssen wir uns ja dauernd treffen!«

Abendroth schmunzelt.

»Nein, nein, so oft erbt man ja nicht. Und dann gibt es ja auch noch das Telefon. Aber miteinander kommunizieren muss man schon ab und zu.«

Mir rutscht das Herz in die Kniekehlen. Ich will mein Kind nicht mit einem Vormund teilen. Der kennt mich doch gar nicht.

Mama! Vielleicht kann Mama mir helfen?

»Kann nicht meine Mutter der Vormund sein?«

Abendroth sieht mich fragend an.

»Würden Sie das denn wirklich wollen? Überlegen Sie doch mal ganz genau. Ihre Mutter hat als Elternteil einer minderjährigen, unverheirateten Mutter weiterhin das Sorgerecht für Sie. Und dann auch noch für das Enkelkind? Ich glaube, dass es ganz gut ist, dass es nicht so ist! Haben Sie noch nie gedacht, Sie würden Ihr Kind anders erziehen, als Ihre Mutter es mit Ihnen tut? Sie wäre dann nicht nur Ihre Mutter, sondern auch noch gesetzlicher Vormund Ihres Kindes. Das wäre doch ein vorprogrammierter Konflikt. Aber Sie müssen keine Angst haben, Janna. Vormundschaft hat nichts mit bevormunden zu tun, sondern kommt von *munt*, das bedeutet schützende Hand. Es ist ein Schutzrecht für das Kind. Natürlich haben Sie als Mutter weiter die elterliche Sorge.«

Trotzdem fühle ich mich schlecht.

»Aber ist denn das für immer? Für das ganze Leben?«

»Nein.« Abendroth legt die Hände auf die Knie. »Die Vormundschaft erlischt nach Antrag der Mutter und positiver Entscheidung des Vormundschaftsgerichtes oder bei Volljährigkeit des Kindes.«

Ich schlucke erleichtert.

Abendroth sieht es und lächelt.

»Wenn Sie es als Hilfe sehen, werden Sie merken, dass nicht Sie in Ihren Rechten und Ihrem Leben eingeschränkt werden, sondern Ihr Kind Schutz erhält. Natürlich muss ich dazu auch sagen, dass, wenn ich sehen würde, dass Sie mit ihrem Kind nicht gut umgehen, oder wenn ich Ihnen das

Leben mit dem Kind nicht zutrauen würde, ich als Jugendamt das Recht habe, zum Wohle des Kindes einzugreifen.«

Für einen Moment wird mir ganz schwarz vor Augen. Ich fühle mich wie in einer riesigen Maschine, die sich ächzend bewegt und mich langsam durch ihre Räder schiebt. Die Vorstellung, dass andere über mich bestimmen dürfen, macht mir wahnsinnige Angst.

Abendroth sieht mich durchdringend an.

»Sehen Sie das nur von der Warte des Kindes aus. Ich werde nie im Leben willkürlich etwas entscheiden.«

Warte des Kindes. Ich soll es also von deiner Warte aus sehen. Das ist schwer, wenn dir jemand gegenübersitzt, der offenbar die Macht hat, in dein Leben einzugreifen.

Und irgendwie macht es mich auch wütend.

»Und wenn ich das nicht kann?«

Die Frage ist mir so rausgerutscht. Aber sie kommt aus tiefster Seele. Ich bin nicht gegen dich. Aber ich fühle mich eingesperrt und irgendwie doch bevormundet und will nur noch weg.

Abendroth guckt mich weiter ganz ernst an.

»Wenn wir nicht gut zusammenarbeiten und wenn ich das Baby gefährdet sehen sollte, kann ich zum Beispiel nur zulassen, dass Sie das Kind alleine aufziehen, wenn Sie in eine Lerngruppe gehen.«

Gizem kann sich ein Grinsen nicht verkneifen.

»Was denn für eine Lerngruppe?«

»Zum Beispiel ein Säuglingsvorbereitungskurs. Sie wissen gar nicht, wie schlecht manche Eltern mit ihren Kindern umgehen. Kinder brauchen Berechenbarkeit und kein

Chaos. Sie brauchen ihr Fläschchen mehrfach am Tag. Es gibt kein ›später‹ oder ›gleich‹ oder ›vielleicht‹.«

Gizem runzelt die Stirn.

»Und warum soll Janna das nicht können? Sie ist doch die Mutter. Es gibt doch wohl schon länger Mütter auf der Welt als Jugendämter. Und was ist überhaupt, wenn Janna was von dem Vormund nicht gut findet?«

Danke, Gizem.

Abendroth seufzt.

»In Zweifelsfällen kann sich die Mutter an das Vormundschaftsgericht wenden. Aber das muss nicht passieren. Es geht hier um ein Miteinander, nicht um ein Gegeneinander.«

Gizem schüttelt den Kopf.

»Auf mich wirkt das so, dass Sie sagen, wo's langgeht, und Janna muss sich dran halten. Dabei kriegt sie doch das Kind.«

»Daran soll sich auch nichts ändern.«

Abendroth streicht sich über seine Glatze.

»Nur sind die Gesetze eben so. Und manchmal brauchen die Kinder einen Beamten wie mich. Manchmal ginge es ihnen ohne mich viel schlechter. Glauben Sie mir.«

Trotzdem fühle ich mich irgendwie traurig und eingeengt. Als ob das alles nur bei minderjährigen Eltern so sein kann. Seit ich schwanger bin, ist das der brutalste Moment, den ich erlebe.

Abendroth sieht mich gutmütig an.

»Es tut mir Leid, wenn das schwer für Sie ist. Aber das ist nun mal mein Job. Sozialarbeiter. Ich schlage vor, ich rede demnächst auch mal mit dem Kindsvater. Wie sieht es denn mit Ihrer Mutter aus? Werden Sie in Zukunft bei ihr wohnen?«

Ja. Nein. Was weiß ich. Im Moment habe ich echt keine Lust, ihm noch irgendwas zu erzählen.

»Klar!«, sage ich.

»Gut. Das ist sicher das Beste, wenn Sie von der Seite Unterstützung erfahren. Sonst hätte es auch ein Mutter-Kind-Haus gegeben. Aber gut. Und die Schule, machen Sie die fertig?«

Wenigstens fragt er und bestimmt nicht einfach über mich.

Ich nicke.

Abendroth steht auf und lächelt.

»Dann schlage ich vor, wir sprechen uns in ein paar Wochen wieder. Sie können sich jederzeit an mich wenden.«

Er streckt mir die Hand hin.

Gizem und ich stehen auch auf.

Zum ersten Mal im Leben habe ich das Gefühl, dass dieses Deutschland nicht einfach nur ein Stück Land auf der Erdkugel ist, sondern ein Staat. Und dass dieser Staat echt ’ne Menge Macht hat.

Warum haben wir so was eigentlich nie in Sozialkunde gehabt?

Zwiebelfisch

Der Besuch im Jugendamt zieht mich ganz schön runter. Ich hab bisher überhaupt nicht gedacht, dass ich mit dir irgendwas »falsch« machen könnte.

Ich denke auch nicht, dass Mama und mein Vater was »falsch« gemacht haben. Viele in meiner Klasse leben nur mit ihrer Mutter. Und Ulf alleine bei seinem Vater. Das ergibt sich eben manchmal so im Leben. Als ob man immer alles planen kann. Oder muss.

Aber jetzt hab ich Angst bekommen.

Ich hab das Gefühl, wenn ich wieder zu Abendroth gehe, muss ich ihm genau sagen können, was ich vorhabe und wie ich es mache.

Und das ist irgendwie unheimlich.

Außerdem traue ich mich nicht, mit Mama darüber zu sprechen. Ich hab einfach Schiss, dass sie auf Abendroths Seite steht. Dass sie mir nichts zutraut. Dass sie immer noch will, dass ich nicht schwanger bin.

Es ist Sonntag. Sonntags frühstücken Mama und ich eigentlich immer zusammen. Ich brauch sie. Ich brauch sie ganz doll. Und obwohl ich Angst habe, dass sie genervt ist, gehe ich gleich nach dem Aufwachen in die Küche.

Aber Mama ist noch nicht da. In ihrem Zimmer ist es ganz still.

Vielleicht hat sie ja Lust, was mit mir zusammen zu unternehmen? Leise decke ich den Tisch und setze Kaffee auf. Dann hole ich die Zeitung rein und lege sie neben Mamas Teller.

Es ist Viertel vor acht. Wieso bin ich eigentlich schon so früh aufgewacht? Früher habe ich sonntags immer bis zehn geschlafen.

In Mamas Zimmer geht das Radio an.

Kurz darauf kommt sie mit verstrubbelten Haaren in die Küche.

»Nanu? Schon auf?«

Sie sieht mich verschlafen an und entdeckt, dass der Kaffee durchläuft.

»Danke.«

Mama fummelt eine Scheibe Toastbrot aus der Packung, steckt sie in den Toaster und setzt sich an den Tisch. Sie sitzt immer auf dem Stuhl und ich auf der kleinen Eckbank ihr gegenüber.

»Und, wie geht's?«

Ich zucke die Schultern. Und im selben Moment fange ich an zu heulen.

Mama sieht mich total verstört an.

»Janna.«

Sie steht auf, setzt sich neben mich und nimmt mich in den Arm.

»Janna, was ist denn?«

Sie hat mich schon so lange nicht mehr umarmt und auf

einmal muss ich noch viel mehr heulen. Die Tränen schießen nur so aus mir raus.

Dann schluchze ich: »Ich bin überhaupt nicht mehr deine Tochter.«

Mama sagt nichts und drückt mich noch fester an sich. Ich merke, dass sie ganz unruhig atmet, so als ob sie auch gleich zu weinen anfängt. Sie legt eine Hand auf meinen Kopf und zieht mich an sich.

»Nee, so ist das nicht, Janna.«

Sie fängt an zu schaukeln und wiegt mich wie ein Baby hin und her.

Dann sagt sie leise: »Als ich Tom damals gesagt habe, dass ich mit dir schwanger bin, ist er in Ohnmacht gefallen.«

Ich höre auf zu weinen. Mama hat noch nie so von meinem Vater gesprochen.

»Wie in Ohnmacht?«

»So richtig in Ohnmacht. Er ist bewusstlos geworden und in der Kneipe, in der wir gesessen haben, auf den Boden geknallt. Die Wirtin hat ihn wieder zu sich gebracht, mit kaltem Wasser. Da wusste ich, dass das mit uns nichts wird. Aber ich wusste auch, dass ich dich bekommen werde.«

»Aber warum bist du so hart zu mir?«

Ich lasse meinen Kopf genauso liegen, wie er gerade liegt. Mama soll mich nicht mehr loslassen.

Sie schweigt einen Moment. Dann flüstert sie: »Das stimmt, ich bin manchmal hart. Ich bin mit der Zeit so geworden. Ich weiß nicht genau warum. Ich hab immer das Gefühl, dass ich kämpfen muss. Immer, jeden Tag. Und wenn du jetzt schon ein Kind bekommst, habe ich irgendwie das Gefühl, dass ich den Kampf verliere.«

»Aber das Kind krieg doch *ich*!«

»Ja – ich weiß auch nicht.«

Ich kann spüren, wie Mama die Augen zumacht.

»Ich war immer eine allein stehende Mutter mit Kind. Das ist schwer. Und jetzt wirst du das auch sein. Und plötzlich habe ich das Gefühl, dass ich daran schuld bin. Als ob du mir damit zeigen willst, was ich alles falsch gemacht habe. Als ob du mir zeigen willst, dass du mehr Liebe brauchst, als ich dir geben konnte. Ich fühle mich, als würdest du mit dem Kind sagen, guck mal, ich mache jetzt meine eigene Familie, weil du mir keine gegeben hast.«

»Aber ich hab doch noch gar keine Familie. Und ich weiß gar nicht, ob ich Kai richtig liebe. Und ich hab dich doch lieb.«

Mama nickt ohne ein Wort und ihr Kinn drückt sich gegen mein Haar.

»Und trotzdem fühle ich mich verantwortlich. Wenn du einen Vater gehabt hättest, einen, der zu Hause ist, der immer da ist, dann würdest du vielleicht gar kein Kind bekommen. Ich bin nicht gegen dein Kind, Janna. Es gibt nur schon so viele Kinder auf dieser Welt.«

»Aber ich bin doch nicht zu viel. Und mein Kind auch nicht.«

Jetzt fängt Mama auch an zu weinen.

Vor uns springt mit einem lauten »Klack« der Toast aus dem Toaster, rutscht über die Kante und fällt auf den Tisch.

Ich muss kichern.

Mama macht sich los. Sie wischt sich die Tränen ab und sieht mich an.

»Kennst du eigentlich den *Zwiebelfisch*?«

Ich schüttle den Kopf.

»Was ist das?«

»Die Kneipe, in der ich es Tom gesagt habe. Susanne und ich gehen da noch manchmal hin. Willst du sie mal sehen?«

Keine Ahnung. Was soll ich denn da? Aber Mama scheint die Idee immer besser zu gefallen.

»Komm, ich zeige sie dir. Da habe ich Tom das letzte Mal gesehen.«

Sie lächelt etwas mühsam und drückt sich an mich.

»Lass uns da zusammen frühstücken gehen.«

Es ist ein ruhiger Sonntagvormittag. Nur die Kneipen, Cafés und Restaurants sind offen und überall sitzen Menschen draußen in der Aprilsonne.

Schweigend laufe ich neben Mama durch die Straßen.

Hoffentlich fängt sie in der Kneipe nicht wieder an zu weinen. Aber sie hat ja gesagt, dass sie manchmal dorthin geht. Dann hat sie es wohl inzwischen überwunden.

Mein Vater ist in Ohnmacht gefallen, als er von mir gehört hat? So ein Penner! Entschuldige, aber das ist ja wohl das Letzte. Und warum denkt Mama, dass sie schuld ist? Was sie wohl damals gedacht hat? Warum sie mich bekommen wollte? Bestimmt nicht, weil sie diesen Tom über alles geliebt hat. Das habe ich nämlich immer gedacht. Aber so klingt es echt nicht.

Oh, Sonnenfleck! Es wäre so schön, wenn ich dir sagen

könnte, warum ich mich für dich entschieden habe. Warum, warum, warum? Es gibt nicht den einen Grund. Mein Herz hat es mir so gesagt. Das ist nicht schwer. Schwer ist das Drumherum, das Leben, die Welt, das Ganze. Es wäre cool, du könntest irgendwas auf der Welt verändern. Sie gerechter machen oder so.

Mama zeigt nach vorne.

»Da ist er.«

Der *Zwiebelfisch* liegt an einem kleinen Platz. Auf dem breiten Bürgersteig vor der Kneipe stehen ein paar Tische. Von innen kommt leise Jazzmusik. Sieht aus wie eine 68er-Kneipe. Drinnen an den Wänden hängen alte Plakate mit irgendwelchen Parolen und politischer Kunst drauf.

»Zweimal das Riesenfrühstück, bitte«, ruft Mama der Wirtin zu. »Mit allem Drum und Dran.«

Sie führt mich in einen zweiten Raum und deutet auf einen Tisch.

»Hier. Unter den Tisch da ist er gerutscht. Ich sage es ihm, und er fällt einfach um. So ein Typ!«

Der Tisch ist frei und wir setzen uns. Durch die großen Scheiben sehen wir den Platz und den kleinen Park in der Mitte.

»Damals«, sagt Mama, »bin ich danach hier raus, bin durch die Stadt gelaufen und hab dir alles gezeigt. Du warst noch in meinem Bauch, aber ich bin spazieren gegangen und hab dir erzählt, was mir hier alles gefällt. Ich hab das gebraucht. Hab gedacht, ich muss irgendwie den Schock von dir nehmen, den Tom uns zugefügt hat. Ich war total fertig. Wie noch nie. Ich hab mir auch gleich eine größere

Wohnung gesucht. Berlin war damals noch etwas anders, irgendwie wilder, freier. Aber vielleicht denke ich das auch nur, weil ich noch jünger war. Tom hat sofort gewusst, dass er mich sitzen lässt. Und ich wusste das auch.«

Sie sieht in den Park.

»Du musst auf dich aufpassen, Janna. Das Blöde ist, dass du dich mit einem Kind wie eine Erwachsene benehmen musst, auch wenn du manchmal lieber noch ein Mädchen sein willst. Mit fünfzehn kannst du noch nicht wie mit fünfundzwanzig sein. Aber du trägst die volle Verantwortung. Das ist alles, was ich dir sagen kann.«

Sie schweigt einen Moment.

»Ich hab Tom nie wieder gesehen. Er hat sich nie gemeldet.«

Die Wirtin kommt und bringt uns eine große Platte mit Aufschnitt, Obst, zwei gekochten Eiern, Kräuterquark, Marmelade, Brot und Brötchen. Dazu gibt es Orangensaft. Mama trinkt Kaffee und ich eine heiße Schokolade. Die Sonne scheint.

Eine Erwachsene sein?

Mama schüttet Zucker in ihre Tasse und rührt um. Sie hat ihre Lippen fest zusammengepresst. So, wie ich sie kenne. Energisch und etwas wütend.

»Willst du, dass ich ausziehe, Mama?«

Sie sieht mich an.

»Wie kommst du denn da drauf?«

»Ich weiß nicht. Es ist mehr so ein Gefühl. Ich hab es schon seit Wochen ... seit dem Streit im Bad. Und was du jetzt alles sagst ...«

Mama macht ein betretenes Gesicht.

»Ich hab gedacht, Kai und du, ihr wollt euch 'ne Wohnung suchen? Oder ist das nicht mehr aktuell?«

Kai. Eine Erwachsene sein. Und er?

»Ich glaube, er muss erst mal die Schule schaffen.«

Mama streckt sich.

»Du ja wohl auch.«

Ich nicke.

»Vielleicht kannst du ja auch mein Kind lieb haben, wenn du mich nicht jeden Tag siehst.«

Mama lässt den Löffel los und beißt sich auf die Lippen. Dann nickt sie plötzlich.

»Ich hab mich das auch schon gefragt. Aber ich weiß nicht, ob das richtig wäre. Du brauchst ein Zuhause. Und ich bin deine Mutter.«

Aber vielleicht muss ich alleine leben, um erwachsen zu werden?

»Vielleicht verstehen wir uns dann wieder besser.«

Plötzlich lacht sie etwas zerknautscht. »Und ich bin in jedem Fall eine Rabenmutter.«

Vorsichtig versuche ich sie anzulächeln.

»Du bist aber nicht gleich in Ohnmacht gefallen.«

In ihren Augen blitzt es, als ob sie nicht wüsste, ob ich einen Scherz mache oder es ernst meine. Misstrauisch sieht sie mich an. Dann versteht sie endlich, dass es ein Witz war.

»Ich nehm das Tom nicht mehr krumm. Auch wenn ich finde, er hätte dich mal kennen lernen können. Aber ich hab ja auch nichts dafür getan.« Dann zögert sie. »Bist du nie sauer gewesen, dass du auf einmal schwanger warst?«

Jetzt sehe ich durch das Fenster auf den Platz. Das Sonnenlicht flackert in den Bäumen.

»Nein«, sage ich ruhig. »Ich weiß nur nicht, was ich mal werden soll. Ich glaube, ich muss irgendwas Praktisches machen. Vielleicht kann ich Ernährungsberaterin werden.«

Mama guckt erstaunt.

»Wie kommst du denn jetzt da drauf?«

»Da war mal eine bei uns in der Schule. Die hat von ihrem Beruf erzählt. Eigentlich ist das gar nicht so doof. Wir essen so viel ungesundes Zeug. Und es gibt immer mehr Krankheiten, die mit unserer Ernährung zu tun haben. Man kann damit Menschen wirklich helfen.«

Mama schweigt.

Es ist das erste Mal, dass sie mich von einem Beruf sprechen hört. Ich merke richtig, wie ihre Gedanken arbeiten.

Erwachsen sein.

»Ja«, sagt sie, »warum nicht?!«

Nach dem Frühstück steckt sich Mama eine Zigarette an und pafft vor sich hin. Ich gehe aufs Klo. Dabei fällt mein Blick auf einen Spruch, den jemand mit Filzer an die Tür geschrieben hat. Den kenne ich noch nicht. Da steht in dicken schwarzen Buchstaben: *Heute schon an dein Kind gedacht?*

Darunter haben ein paar Leute Antworten geschrieben. *Will ich mir den Tag versauen? Mein Kind arbeitet bei der Müllabfuhr, ist also versorgt.*

Und dann da drunter mit Bleistift: *Logo!*

Nicht für immer

Seit einer Stunde spielen Gizem, Ulf, David und Kai Beachvolleyball. In der Halle ist es sauwarm und ich sitze halb ausgezogen neben ihnen im Sand und gucke zu.

Gizem ist richtig gut. Sie bewegt sich total schnell im Sand. Schneller als Ulf, mit dem sie gerade zusammenspielt. Die beiden letzten Sätze haben sie knapp gewonnen. Jetzt sind sie im dritten.

Kai und David klopfen sich auf die Schultern und feuern sich gegenseitig an.

»Los geht's! Jetzt zeigen wir's euch!«

»Wir machen euch fertig!«

»Ihr seid chan-cen-los!«

Gizem klopft sich den Sand von den Händen und stellt sich für den Aufschlag bereit. Zusammen könnten wir gegen die Jungs echt gewinnen. Nur dass ich im Moment einfach nicht ganz die richtige Figur für Beachvolleyball hab.

Kai schlägt auf, aber Gizem verpatzt die Annahme. Der Ball fliegt steil nach oben und erwischt eine der riesigen Fahnen, die von der Decke hängen. Dann prallt er auf die Netzkante und rutscht noch gerade so in Davids und Kais Feld.

»Aus«, ruft David.

»Wieso aus? Der war super.« Gizem stemmt die Hände in die Hüften. »Du hast ihn nicht bekommen.«

»Der hat die Fahne berührt. Das ist aus.«

Ulf lacht.

»Aus ist neben dem Spielfeld. Alles da drüber ist drin!«

»Aber die Fahne hat den Ball abgelenkt.«

»Ey, wenn der Schiedsrichter angespielt wird, geht es auch weiter.«

Die beiden sind sofort wieder in einem ihrer Streitgespräche.

»Der Schiedsrichter hängt aber nicht in der Luft.«

»Die Fahne ist ja auch kein Schiedsrichter.«

»Das habe ich auch nicht gesagt.«

»Der Ball war an der Fahne, aber nicht aus.«

Kai steht daneben und hört den beiden zu. Er sieht hoch. Die Fahne hängt bestimmt fünf oder sechs Meter über dem Feld. In der Mitte ist ein Kreis mit einem Symbol von irgendeiner Automarke aufgedruckt.

»Ich wette, ich schieße den Ball in den Kreis!«

Ulf und David sind begeistert.

»Nie!«, ruft Ulf.

»Die Wette gilt!«

David und Ulf sind sofort wieder ein Herz und eine Seele. Nur Gizem sieht die drei Jungen verblüfft an.

»Ich denke, wir beachen hier.«

David winkt ab.

»Du und Ulf, ihr gewinnt doch sowieso. Das ist viel spannender.«

Kai lacht.

»Okay, um ein Bier.«

Er schnappt sich den Volleyball und legt ihn am Rand des Spielfelds vor sich in den Sand. Dann holt er aus und schießt.

»Daneben. Weit daneben!«, freut sich David.

Aber das stimmt nicht. Der Ball hat die Fahne getroffen und ich finde das schon ziemlich gut.

Kai sagt gar nichts.

Er nimmt sich wieder den Ball und legt ihn ein Stück weiter weg.

Dann nimmt er Maß, holt kurz aus, schießt und landet einen absoluten Volltreffer. Der Ball fliegt wie an einer Schnur gezogen auf den Kreis zu und prallt mitten im Zentrum dagegen. Sofort klappt die Fahne zusammen, und der Ball rollt aus ihr raus wie aus einem Schlauch.

Kai reißt die Arme hoch.

»Principessa!«, brüllt er, »komm her und küss mich! Hast du das gesehen?« Er kommt zu mir gelaufen und ballt die Fäuste. Dann kniet er sich vor mich hin und küsst meinen Bauch.

»Den widme ich dir, kleines Baby!«

Stolz sieht er auf meinen Bauch. David und Ulf grinsen sich an. Gizem lässt sich in den Sand fallen.

»Das war's dann wohl mit beachen, ihr Pflaumen. Wenn ihr jetzt Torwandschießen macht.«

Kai dreht sich zu ihr um.

»Mann, so ein Schuss klappt einmal in hundert Jahren.
Davon erzähle ich noch, wenn ich siebzig bin.«

»Dein armes Kind«, grinst David. Er wirft sich in Pose

und macht einen auf zahnlosen Tattergreis. »Da hab ich dann den Ball genommen und mitten in den Kreis gewummert. Na, das hättest du sehen sollen. Aber so mitten in den Kreis. Da ist dann die Fahne gleich zusammengeklappt und der Ball, also dieser Ball, der Ball, ja, also, wie war denn das eigentlich noch mal? Mutti erzähl du doch mal ...«

Er wirft sich neben Gizem in den Sand und streckt alle viere von sich. Auch Ulf lässt sich fallen. Ziemlich dicht neben Gizem. Dann dreht er ihr den Kopf zu.

Auf einmal bin ich sicher, dass er in sie verknallt ist.

Ob Gizem auf ihn abfährt? Sie ist so zurückhaltend. Man kann wirklich nicht sagen, wie sie ihn findet. Dafür sieht er sie jetzt mit brennenden Augen an. Na ja, sich in Gizem zu verlieben, fällt sicher nicht schwer.

Kai ist immer noch von sich begeistert.

»Damit kann ich im *Aktuellen Sportstudio* auftreten.«

David rappelt sich hoch und schnappt sich seine Tasche.

»Ich muss. Hab meinem Vater versprochen, dass ich ihm das Taxi wasche.« Er grinst. »Bis bald Boys and Barbies.«

Gizem, Kai, Ulf und ich winken ihm und bleiben im Sand sitzen.

»Und wer zahlt mir mein Bier?«, ruft Kai.

Ulf schüttelt den Kopf. »Du warst so super und trotzdem zahlst du selbst.«

»Trinkt ihr jetzt wirklich Bier?«

Gizem sieht Ulf merkwürdig an.

Ulf grinst über beide Ohren. »Nee. Obwohl ...« Er sieht Kai an und säuselt dann Gizem zu: »Drei Tage war der Vati krank, jetzt säuft er wieder, Gott sei Dank!«

Mann, ist der verknallt. Gizem scheint es Ulf echt angetan zu haben. Ausgerechnet Ulf, der Clown. Ich hab ihn noch nie ohne David gesehen. Die beiden sind vorhin in der Pause plötzlich zu uns gekommen und wollten wissen, ob wir mit ihnen beachen gehen. Und weil ich nicht kann, hab ich halt Kai gefragt. Bestimmt haben Ulf und David abgemacht, dass der nach dem Spielen abhaut. Na logo. Sollen Kai und ich vielleicht auch gehen?

Kai springt auf.

»Los, wir probieren noch mal, die Fahne zu treffen.«

Aber Ulf will nicht. Er bleibt liegen und sieht wieder Gizem an.

»Das mit dem Vater ist von Heinrich Zille. Kennste den? Das war ein echt cooler Maler.«

Auf einmal bin ich richtig eifersüchtig. Wenn Gizem sich jetzt in Ulf verknallt und die beiden zusammenkommen, dann hat sie bestimmt überhaupt keine Zeit mehr für mich.

Kai gibt es auf, noch ein Spiel machen zu wollen.

»Was ist, zischen wir jetzt ab?«, ruft er.

Ulf lächelt Gizem an. »Hast du Lust, noch was trinken zu gehen?«

Jetzt scheint auch Gizem zu kapieren. Sie holt tief Luft, sieht Ulf mit großen Augen an und dreht sich dann plötzlich zu mir.

»Ich wollte eigentlich noch was mit Janna machen. Wegen unserem Tanz.«

Kai zuckt die Schultern.

»Okay, dann hau ich auch ab. Hab noch was vor.«

Er rennt zu mir und küsst mich.

»Tschüss, Schatz.«

Schatz? Tickt der jetzt völlig aus? So hat er mich noch nie genannt. Ist das alles wegen dir?

»Kai, warte mal!«

Er bleibt stehen und sieht mich irgendwie ängstlich an. Ich merke, dass er wegwill. Warum ist er dann überhaupt mitgekommen? Bloß, weil ich ihn gefragt habe? Und diese Sache mit dem Schuss, den er dir widmet. Denkt er etwa, er muss sich jetzt so benehmen? Einen auf Vater machen?

»Der Schuss war echt geil!«

Kai lächelt erleichtert und wird rot. Nicht tiefrot wie eine Tomate, sondern nur ganz leicht.

»Yeah!«, sagt er.

Wie zart er aussieht. Selbst wenn Jungs immer wild tun, sind sie irgendwie auch sanft. Kais Gesicht leuchtet.

Manchmal habe ich mir gewünscht, ich könnte Kai im Traum erscheinen. Kurz nachdem er eingeschlafen ist, als eine Art Engel, vielleicht mit leuchtendem Körper und langen, offenen Haaren, die im Wind wehen. Vor dem Sternenhimmel. Auf unserer Insel.

Ich präge mir sein Gesicht ganz genau ein.

Krasse Tritte

Gizem und ich sitzen nebeneinander vor meinem Schreibtisch, die Köpfe zusammengesteckt und brüten über einem Haufen Papiere.

»Mann, das ist ja echt eine Welt für sich.«

Langsam blättert Gizem ihre Notizen durch, die sie sich bei Herrn Abendroth gemacht hat.

»In den ersten sechs Monaten bekommst du das volle Erziehungsgeld. Dreihundert Euro im Monat. Und dann weiter, wenn du selber kein Geld verdienst, bis zum zweiten Geburtstag. Und Kindergeld gibt es, sobald du den Antrag eingereicht hast. Das läuft dann bis zur Volljährigkeit deines Kindes. Na, okay, damit kommst du über die Runden. Oder?«

»Ja. Was? Nein. Ich weiß nicht.«

Ich höre ihr nur mit halbem Ohr zu und starre auf die Anträge vor mir. Ich werde wirklich zum Sozialamt gehen müssen, wie Kais Mutter mal gesagt hat. Oder war es Kai? Ja genau, in meinem Traum mit den Kinderwagen.

»Gizem?«

»Ja?«

»Ich muss einen Ausbildungsplatz finden.«

»Ey, das müssen wir alle.«

Trotzdem. Ohne Ausbildung, Arbeit und Geld werde ich nie unabhängig sein und du auch nicht.

Gizem wendet sich mir zu.

»Weißt du, was ich echt interessant finde? Dass jeder Deutsche zur Übernahme einer Vormundschaft verpflichtet ist. Das steht hier in dem Merkblatt. Die Ernennung spricht das Vormundschaftsgericht aus, das Jugendamt überwacht dann die Wahrnehmung der Aufgaben. Das ist doch eigentlich sehr sozial.«

»Das geht mir aber gerade voll am Arsch vorbei.«

Gizem verdreht die Augen.

»Stell dir das doch mal vor. Das ist doch eigentlich super. Als würde jeder, na ja, was weiß ich, einem Behinderten über die Straße helfen müssen. Vielleicht studiere ich echt Jura. Ich finde das total spannend.«

»Behindert? Ich bin doch nicht behindert.«

»Jetzt dreh doch nicht gleich durch. Was ist denn nur los mit dir?«

Aber ich bin echt sauer. Wir wollten die Anträge ausfüllen und jetzt quatscht Gizem vom Jurastudium. Ich schüttle den Kopf und sage nichts mehr.

»Janna, mach dir doch keine Sorgen. Es sind noch ein paar Monate Schule.«

»Aber ich weiß noch nicht mal, ob ich einen Ausbildungsplatz bekomme!«

»Na und, ich weiß doch auch noch nicht, was ich mal machen werde.«

Von wegen.

»Du machst Abitur!«, rufe ich. »Ich kriege ein Kind.

Und Kai hat noch nie richtig nach einer Wohnung gesucht. Geile Perspektive!«

Gizem schiebt die Papiere zusammen.

»Warum siehst du denn jetzt alles nur noch schwarz?«

»Weil jetzt alles so konkret ist.«

Ich lehne mich zurück und mache die Augen zu.

»Und wegen Kai.«

»Was ist denn mit Kai?«

»Gizem, ich glaube …«

Dann sage ich nichts mehr.

Ich weiß es einfach nicht. Oder vielleicht doch. Ich liebe ihn einfach nicht genug. Und ich muss es ihm sagen. Ich will nicht mit ihm zusammenziehen.

Gizem scheint zu erraten, was ich meine.

»Dann rede mit ihm. Finde ich jedenfalls.«

Ich hole tief Luft.

»Ja. Aber es macht mich fertig. Wenn wir nicht zusammenziehen, dann muss ich mir auch noch überlegen, wo ich wohne.«

»Wieso das denn?«

»Na ja, vielleicht ist es ja mal an der Zeit, dass ich ausziehe.« Ich setze mich auf und nehme mir die Anträge wieder vor. »Meine Mutter hat eben Probleme damit, dass ich schwanger bin. Wegen meinem Vater. Und überhaupt. Und ich will nicht, dass mein Kind das alles abkriegt.«

»Aber neulich beim Jugendamt hast du noch gefragt, ob deine Mutter nicht der Vormund sein kann!«

»Dann hab ich mich eben geirrt. Das hat Alleswisser-Abendroth doch auch gleich gesagt.«

Gizem grinst.

»Nennst du den jetzt immer so?«

»Wenn ich Bock habe.«

»Aber ausziehen? Also, na ja …«

Also, na ja? Du hast es gut, du musst dich das alles nicht fragen. Aber das Kind krieg nun mal ich. Außerdem hab ich jetzt echt keine Lust, das alles noch mal zu bequatschen. Ich denke da doch sowieso schon die ganze Zeit drüber nach!

»Vielleicht machen wir jetzt erst mal einfach diese bescheuerten Anträge fertig? Okay?«

Gizem sieht etwas angesäuert aus, aber dann nickt sie.

Trotzdem bin ich immer noch wütend.

»Was ist eigentlich mit Ulf und dir?«

»Wieso? Was soll denn da sein?«

»Der ist doch voll in dich verknallt. Und mit seinem roten Stirnband hat er irgendwie so was Spanisches. Ihr würdet bestimmt ganz süße Kiddies bekommen. So türkisch-spanische Milchkaffeebabys.«

Gizem erstarrt. Dann sieht sie mich wütend an. Tief in ihren Augen funkelt es hellgrün.

»Hör auf damit!«

Aber ich kann nicht.

»Hat er dir noch keine Liebeserklärung gemacht? Das kommt noch, jede Wette.«

Gizem steht auf.

»Janna! Nur weil du nicht mehr in Kai verliebt bist, musst du nicht mich fertig machen! Das ist total gemein.«

»Na und?«

Ich stehe auch auf. »Ich hab echt nichts dagegen, wenn du dir einen Lover suchst. Ich helf dir dann auch bei den Anträgen fürs Sozialamt.«

Am liebsten würde ich laut schreien und mit den Füßen trampeln. Ich spüre, dass ich kurz davor bin, zu explodieren. Alles in mir rauscht und brodelt. Und dann passiert plötzlich etwas völlig Neues. In meinem Bauch spüre ich ein Trommelfeuer kleiner Bewegungen.

Ist das echt?

Bist du das?

Ich lege die Hand auf den Bauch, aber es ist schon wieder vorbei.

Meine Wut ist plötzlich weg. Fast ein bisschen erschrocken sehe ich Gizem an.

»Er hat sich bewegt.«

»Wer?«

»Mein Baby. Er hat mich getreten!«

Gizem sieht mich komisch an.

»Echt? Das erste Mal?«

Ich nicke.

Ich bin völlig durcheinander. So etwas Schönes habe ich noch nie gefühlt.

Auf einmal grinst meine superschlaue Freundin.

»Schwangere Frauen scheinen ja echt sehr schwankende Gefühle zu haben. Und damit du es weißt: Ich finde ihn gut, aber ich bin nicht verliebt. Und wenn ich mich mal verliebe, dann führ dich bitte nicht so bescheuert auf wie eben, ja?« Sie reckt den Kopf vor und grinst noch breiter. Dabei deutet sie auf meinen Bauch: »Und wieso eigentlich *er*?«

Schnell funkele ich sie an: »Das sagst du niemandem. Das bleibt ein Geheimnis.«

Gizem kreuzt zwei Finger. »Olur. Und, wie ist das, wenn er sich bewegt?«

Ja, wie? Ein bisschen wie Schmetterlinge im Bauch vielleicht. Wie du eben. Wie mein Kind. Wie Leben.

»Krass«, sage ich.

Gizem legt sich ihre Hand auf den Bauch und seufzt.

»Ehrlich, Janna, irgendwie beneide ich dich.«

Abschied

Als ich ein paar Tage später von der Schule nach Hause komme, steckt ein Zettel im Türrahmen. Er ist ungefähr viermal gefaltet und außen drauf steht ein großes, fettes *J*.

Ich falte ihn auf und ein Passbild fällt raus. Es ist Kai, der grinsend in den Automaten guckt und dabei total irre schielt. Hinten auf das Bild ist ein kleiner Drache mit einer Sprechblase gezeichnet: Bin S-Bahn-surfen. Typisch Kai. Er ist in seinem ganzen Leben noch nie S-Bahn-gesurft, und ich fände es auch absolut bescheuert, wenn er es machen würde. Aber ich weiß, was er meint.

Am Kleistpark steht ein alter S-Bahnwaggon, der in eine Bar umgebaut worden ist. Drumherum stehen riesige Betonkübel mit Bäumen und Büschen. Ein richtig abgeschirmter Platz. Man kann neben dem Waggon sitzen und sich die Gäste angucken, ohne was bestellen zu müssen, hört die Musik, die sie in der Bar spielen, und manchmal kann man mit den Hunden von den Leuten spielen, die sich draußen hinsetzen. Eine gute Ecke. Ich bin gern da.

Aber will ich Kai sehen?

Vielleicht hat ihn Alleswisser-Abendroth angerufen und jetzt will er von mir wissen, was das soll? Allerdings hätte er mir dann kaum das Foto gebracht, jedenfalls nicht, wenn er sauer wäre. Warum habe ich eigentlich Schiss davor, dass Kai sauer sein könnte?

Vielleicht spürt er ja, dass ich nicht mehr an unsere gemeinsame Wohnung glaube. Vielleicht will er wissen, ob ich ihn noch liebe?

Ich bringe mein Schulzeug in die Wohnung und will gerade wieder raus, als mein Blick in den Spiegel fällt. Mein Bauch sieht aus, als könnte man locker eine Mondlandung drauf machen. Na ja, eine kleine Mondlandung.

»Minimopel, du machst mich echt fett!«

Ich lache laut.

»Und beschwer dich jetzt nur nicht, dass ich dich neulich noch ›Sonnenfleck‹ genannt habe. Ich verspreche dir, du kriegst noch ganz andere Namen, bevor du einen richtigen bekommst.«

Für heute ist »Minimopel« gut. Du hast mich in den letzten Tagen immer wieder getreten. Deswegen hast du gestern »Kaulquappe« geheißen und vorgestern »Mister Zappel«. Ich spüre, wie du dich bewegst. Nach dem ersten Mal ist es irgendwie nicht wieder verschwunden, und inzwischen weiß ich, dass ich nur meine Hand auf den Bauch legen muss, um dich zu beruhigen, wenn du mal ganz besonders aufgeregt bist. Es ist so, wie ich es mir als Kind immer gewünscht habe, wenn ich vor einem Aquarium stand: dass die Fische hinter dem Glas auf meine Hand reagieren.

Langsam schlendere ich die Grunewaldstraße runter zum Kleistpark. Als ich beim Dönerladen gleich nach der Kirche vorbeikomme, merke ich, dass ich Hunger habe. Ich ziehe die Tür auf, im Laden klingelt eine Glocke. Der Verkäufer hinter der Glastheke blickt auf.

»Hallo, einen Döner bitte.«

Er sieht auf meinen Bauch, nickt und greift sich sein langes Dönermesser. Er hat tiefschwarzes Haar und ist unrasiert. Über ihm an der Wand hängt ein Poster von Istanbul und daneben eine orange Lampe in Form eines Döners.

»Scharf oder Knoblauch?« Er deutet auf die Soßen.

Mir läuft das Wasser im Mund zusammen.

»Knoblauch und ein bisschen scharf.«

»Ich kann es auch extrascharf machen.«

Er deutet auf eine Dose mit klein gehackten Chilischoten. Genau, mir steht der Sinn nach extrascharf.

»Super!«

Ich liebe Döner. Es gibt nichts Leckereres auf der Welt. Gut, vielleicht noch Safranreis, den Gurkensalat von Mama, oder ihr Gulasch. Aber sonst …

Der Verkäufer reicht mir den Döner über den Tresen.

»Schenke ich dir.«

»Was?«

Er deutet auf meinen Bauch.

»Ist gut für dich und dein Kind. Guten Appetit und alles Gute!«

Ehrlich, mir kommen fast die Tränen.

Am Kleistpark sitzen Kai und ein paar seiner Kumpels zusammen. Sie hocken auf einem der Betonkübel, die Füße auf ihren Skateboards und rauchen. Als Kai mich über die Straße kommen sieht, winkt er.

»Hallo, Schatz!«

Dann sieht er, was ich in der Hand halte und leckt sich die Lippen.

»Oh, Döner!«

Er macht ein Gesicht wie ein bettelnder Hund.

»Nein. Den habe ich geschenkt bekommen.«

Kai schwenkt seine Zigarette durch die Luft.

»Aber ich kann rauchen und essen.«

»Klar, trotzdem kriegst du nichts!«

Kai sieht mich komisch an. »Von wem eigentlich geschenkt?«

Ich kaue in aller Seelenruhe zu Ende. Dann sage ich es ihm:

»So'n Typ aus Istanbul mit eigener Dönerbude, sehr knackig.«

»Nett, nett«, befindet er. »Wenn ich schwanger wäre, würde ich mich ab jetzt immer von ihm einladen lassen und voll fett essen.«

Er kichert.

Ich wische mir den Mund ab: »Seid ihr bekifft?«

Einer seiner Kumpels grinst. Kai tut so, als habe er mich nicht gehört. Dann greift er nach meiner Hand, wie er das oft tut, wenn wir uns irgendwo draußen treffen. Besonders, wenn die anderen dabei sind. Er zeigt gerne, dass seine Freundin schwanger ist. Ist ja auch irgendwie cool.

Aber was er wirklich will, weiß ich nicht.

Ich denke an den Traum mit den Kinderwagen. Und plötzlich rutscht mir die Frage einfach so raus: »Hast du schon mal von mir geträumt?«

»Was?« Kai grinst und schiebt sein Kinn leicht nach vorne. »Dass ich mal von deinem Kebab abbeißen darf?«

»Nein. Irgendwas. Hast du überhaupt schon mal?«

Einer von den Jungs lacht. »Kai, du träumst doch bestimmt nur von Janna!«

Die anderen lachen mit. Aber nicht hämisch, eher ein bisschen schüchtern. Mein Bauch scheint ihnen Respekt einzuflößen.

Ich beuge mich zu Kai und flüstere ihm ins Ohr: »Können wir uns alleine sehen?«

Er sieht mich groß an. Was er wohl denkt? Vielleicht, dass ich mit ihm schlafen will? Allerdings haben wir das schon lange nicht mehr, seit der Zeugungsnacht nicht. Dann streichelt er verlegen meinen Hals.

»Ich kann jetzt hier nicht weg. Paul kommt gleich.«

»Wer ist das denn?«

»So'n Freund.« Kai sieht zur Seite. »Ich war mal bei dem auf 'ner Party. Der besorgt uns ab und zu was.«

»Verstehe.«

»Von euch kann man echt einen Fotoroman machen«, ruft einer. Kai grinst.

Wenn der wüsste, was im nächsten Kapitel passiert.

Ich drehe mich um und sehe in den Himmel. Er ist ziemlich blau und nur ein paar einame Wolken schweben über einer Dachkante.

Ich muss ihm die Wahrheit sagen.

»Ich war beim Jugendamt und die wollen dich auch kennen lernen.«

»Mich? Alleine? Warum hast du mich denn nicht gleich

mitgenommen? Scheiße! Kommst du dann wenigstens mit? Wie is'n das da?« Kai ist richtig empört.

Und irgendwie macht mich das ziemlich sauer.

»Du wolltest doch nicht mit. Du wolltest nach 'ner Wohnung suchen.«

»Natürlich wollte ich mit.«

»Das stimmt doch gar nicht.«

»Aber ich will da auf keinen Fall alleine hin!«

Ja, ja.

»'ne Wohnung hast du jedenfalls nicht gesucht.«

Kai zieht mich zur Seite. »Janna, willst du mich verarschen? Was hast du denn?«

»Ich glaube einfach, wenn ich mich nicht darum kümmere, dann passiert nie etwas.«

»Ich hab dir gesagt, ich suche nach einer Wohnung.«

»Ja, gesagt! Aber ich muss bald jeden Tag für das Baby da sein.«

»Ich finde 'ne Wohnung. Das geht nun mal nicht so schnell. Außerdem muss ich echt viel für die Schule machen. Und bis August ist es ja wohl noch 'ne Weile.«

Langsam werde ich richtig wütend.

»Mann, Kai. Schalt doch mal dein Hirn ein. Willst du mit mir zusammenziehen? Willst du das echt? Wir sind doch gar nicht mehr wirklich zusammen.«

Das schockt ihn. Er antwortet nicht und starrt auf den Boden.

Dann sagt er leise: »Und du? Willst du überhaupt einen Vater zu dem Kind?« Er wirft seinen Zigarettenstummel weg. »Ich kriege jetzt Nachhilfe in Mathe und Chemie.«

Er grinst schief. »In allem halt, wo ich's brauche. Mama-Initiative für den verlorenen Sohn. Wenn ich die Schule nicht schaffe, will sie mich in eine Abendschule schicken, damit ich den Abschluss nachhole. Ernsthaft.« Er zögert, dann sieht er mich wieder an. »Ich hätte wohl noch ein paar Stunden ›Vaterwerden‹ dazunehmen sollen.«

Ja, Kai, eine Lerngruppe bei Alleswisser-Abendroth.

Wir stehen nebeneinander und starren über uns auf die Dachkante.

»Kai, die vom Jugendamt können mir eine Menge Ärger machen, wenn ich nicht gut mit dem Kind umgehe. Die haben voll die Macht über mich und mein Kind. Die können es mir sogar wegnehmen, wenn sie meinen, ich kümmere mich nicht richtig drum.«

Kai schüttelt den Kopf.

»Das glaubst du doch selbst nicht. Passt du dich jetzt voll an den Staat an? Oder machst du mir einfach nur Druck?«

»Nein«, sage ich, »aber es bringt doch überhaupt nichts, wenn ich mich doof verhalte. Ich sage ja nicht, dass die mir das Kind sofort wegnehmen, nur dass ich verantwortlich bin.«

»Ey, das bin ich auch.«

»Bist du das wirklich?«

Kai verzieht den Mund. Dann zupft er wütend an seinem Pulli.

»Okay, vielleicht finde ich wirklich keine Wohnung. Ich
hab neulich mal bei so einer Wohnungsanzeige angerufen. Als die gehört haben, wie alt ich bin und dass ich noch zur

Schule gehe, haben sie mir gleich abgesagt. Aber wo willst du denn wohnen, wenn wir nicht zusammenziehen?«

Ich weiß es nicht. Dann sage ich, ohne zu überlegen: »Es gibt so Mutter-Kind-Häuser.«

»Was ist das denn?«

»Na, Mutter-Kind-Häuser eben. Sagt doch alles der Name!«

»Und da willst du hin?« Er zögert. »Du linkst mich doch nicht, oder? Wenn du mir jetzt so'n Scheiß erzählst, nur damit ich ein schlechtes Gewissen kriege …«

Was meint er denn damit? *Dass ich ihn anlüge?*

»Du bist echt ein Idiot, wenn du so über mich denkst!«

»Tue ich ja gar nicht.«

Mit der rechten Fußspitze zeichnet er irgendwas vor sich auf den Boden. »Vielleicht ist das gar nicht schlecht. Meine Mutter meint sowieso, dass das nicht gut geht, wenn wir jetzt schon zusammenziehen. Kann ich dich denn da auch besuchen?«

»Ich hab doch gerade gesagt, dass ich nicht weiß, wie es da ist.«

Plötzlich verstehe ich, dass er es gut findet, wenn ich mir selber was suche. Er will mich besuchen kommen. Er ist damit einverstanden, dass wir nicht zusammenziehen. Er nennt mich »Schatz«, aber er fühlt es nicht wirklich. Er hat anscheinend auch endlich kapiert, dass es nichts wird.

Irgendwie bin ich erleichtert. Und traurig.

Aber wenigstens weiß ich jetzt, was ich tun werde.

Erwachsen sein?

»Mama?«

Seit unserem Frühstück im *Zwiebelfisch* geht Mama zärtlicher mit mir um. Sie wirkt nicht mehr so wütend oder verzweifelt. Sie ist, glaube ich, einfach nicht mehr ganz so unglücklich.

»Mama, ich wollte was mit dir besprechen. Ich werd mir das Mutter-Kind-Haus angucken. Aber ich wollte erst mit dir darüber sprechen.«

»Ach?«

Sie ist erstaunt und freut sich, dass ich ihr meine Gedanken anvertraue. Dann wird sie plötzlich ernst.

»Heißt das, dass du und Kai, dass zwischen euch Schluss ist?«

So deutlich hat das bisher noch keiner ausgesprochen. Jetzt aus Mamas Mund klingt es ganz schön brutal. Und tut weh. Aber ich nicke.

»Wir werden uns bestimmt sehen. Und er wird auch sicher unser Kind kennen lernen. Aber zusammen wohnen werden wir nicht.«

Mama sieht mich traurig an.

»Wann habt ihr das denn rausgefunden?«

»Ich hab gemerkt, dass er gar nicht nach einer Wohnung

sucht. Er dachte bestimmt, er würde das schaffen. Aber es geht nicht.«

Mama nickt. »Und jetzt –?«

»Ich will mir das mal ansehen. Ich hab mir gedacht, wie schrecklich das ist, wenn wir uns vielleicht immer streiten oder du ständig das Gefühl hast, dass du eigentlich nicht willst, dass ich …«

»Psssst!« Mama legt den Finger auf die Lippen und schaut mir tief in die Augen. »Du bist sehr mutig. Sehr!«

Sie nimmt ihre Jacke vom Haken.

»Guck dir das Mutter-Kind-Haus an. Und ich geh zu Susanne. Ich muss was mit ihr besprechen. Aber lass uns eine Sache abmachen. Bevor du eine definitive Entscheidung triffst, sprechen wir noch mal in Ruhe. Einverstanden? Ich verspreche dir, dass ich mich nicht einmische, also, ich werde dir nicht sagen, was du machen sollst oder nicht. Aber ich will auch noch mal in aller Ruhe über alles nachdenken, okay?«

Dagegen ist nichts einzuwenden. Aber ich will nicht, dass Mama was macht, was sie eigentlich gar nicht will. Davor hab ich zu viel Angst.

»Ich hab mir geschworen, dass ich einen Weg finde«, sage ich.

Mama nickt.

»Ich glaube dir, Janna, ganz, ganz ehrlich.«

Das Mutter-Kind-Haus liegt in einer Gegend von Berlin, die ich nicht kenne: *Lichterfelde*. Das klingt irgendwie nach Wiesen und Sonne.

Das Erste, was ich sehe, als ich aus dem Bus steige, sind zwei hohe Türme eines Kraftwerks. Zu ihren Füßen liegen straßenlang spießige Einfamilienhäuser mit kleinen, umzäunten, gepflegten Gärten.

Sie gucken mich an, als würden sie sagen: »*Was machst du denn hier? Du bringst doch hoffentlich nicht eines von diesen schreienden Kindern! Wir sind schön, siehst du, das Gras geschnitten, die Blumenbeete in Reih und Glied. Wir sehen gut aus! Sonntags machen unsere Bewohner eine Bratwurst auf dem Grill und trinken dazu eine Flasche Bier. Du siehst nicht aus, als ob du mit einem Holzkohlengrill umgehen kannst! Wir wissen wirklich nicht, was du hier willst!*«

Es stimmt, ich hab noch nie gegrillt. Und ich hab keinen Führerschein und kein Auto. Und ohne Führerschein und Auto ist man hier draußen bestimmt total verloren. Echt nichts los hier. Hier kommt man nach der Arbeit nach Hause und guckt fern oder mäht den Rasen.

Und du, kleiner Drache? Du könntest mit den Schloten am Kraftwerk um die Wette Rauch und Feuer spucken. Oder wenn du größer bist, an ihnen raufklettern und nach den Flugzeugen greifen. Du könntest natürlich auch gleich Pilot werden und deine alte Mutter auf deine Reisen um die Welt mitnehmen. Ich könnte dann neben dir im Cockpit sitzen und auf die Erde runtersehen, die sich in ihren alltäglichen Windungen dahinschleicht.

Und Absturz.

Da bin ich wieder, zurück auf der Straße. Keine Ampel

an der Ecke und dann der fette Verkehr. Hier sind die Straßen viel breiter als bei uns im Kiez, und die Autos fahren schneller.

Ich habe mein ganzes Leben nur mit Mama gewohnt. Und du, kleiner Drache, willst du deinen Vater? Na logisch. Ich wollte meinen zwischendurch auch mal. So wie all die anderen, die einen hatten. Ich hab mir meinen Vater erträumt. Aber ich werde dir deinen auf keinen Fall vorenthalten. Ich glaube nicht, dass er sich verkrümelt wie meiner.

Endlich wird der Verkehr weniger und ich schaffe es nach drüben. An einem Gartenzaun hängt ein Schild: *Mutter-Kind-Haus*.

Auch hier ist im Vorgarten kein Mensch zu sehen. Was habe ich eigentlich erwartet? Vielleicht eine Horde von Müttern, die alle mit ihren Kindern spielen oder im Kreis sitzen und Babys mit Brei füttern? Wahrscheinlich sind um die Uhrzeit alle in der Schule. Wo ich übrigens auch sein müsste.

Ich klingele. Nichts rührt sich.

Aber die Haustür steht offen.

Drinnen gibt es eine Art Empfangsschalter. Verlassen. Davor steht ein großer runder Tisch und an den Wänden hängen bunte Bilder. Durch ein Fenster kann ich wieder die Türme vom Kraftwerk sehen.

»Hallo?«

Eine Tür geht auf und eine junge Frau kommt raus. Sie hat den Arm voll mit Handtüchern. Bevor sie einfach an mir vorbeigeht, spreche ich sie an.

»Entschuldigung, ich suche Frau Breetz.«

Die Frau nickt.

»Karin, kommst du mal«, ruft sie laut. »Kommt gleich!«

Und schon läuft sie weiter.

Die Tür öffnet sich erneut. Diesmal erscheint eine etwas ältere Frau. Sie hat kurze dunkle Haare und ein breites, sympathisches Gesicht.

»Guten Tag, Karin Breetz.« Sie streckt mir die Hand entgegen.

»Hallo, ich bin Janna Brahms. Herr Alleswisser …«

Ich stocke.

So ein Scheiß!

»Ich meine, Herr Abendroth. Er hat mir Ihre Adresse gegeben. Ich habe Sie vorgestern angerufen.«

Die Frau scheint mir den Ausrutscher nicht krumm zu nehmen. Sie sieht mich ganz offen an.

»Ja, ich weiß Bescheid. Kommen Sie, wir gehen in mein Büro, da sind wir ungestört.«

Sie öffnet die Tür und wir gehen durch einen schmalen Flur nach hinten. Es war mir etwas peinlich, Herrn Abendroth anzurufen und ihn zu fragen, ob ich einfach zu so einem Mutter-Kind-Haus hingehen kann oder ob ich vorher irgendwas machen muss, unterschreiben oder Anträge stellen, aber er fand es ganz normal. Obwohl er noch nicht mit Kai gesprochen hatte, wie er mir gesagt hat: »Die Mühlen der Bürokratie mahlen langsam. Sie erinnern sich sicher. Ich habe ihm erst mal einen Brief geschickt und ihm vorgeschlagen, dass wir uns treffen sollten.«

Frau Breetz weist auf ein kleines Büro.

»Bitte«, sie deutet auf einen alten Sessel und setzt sich selber.

»Möchten Sie einen Tee?«

Ich schüttle den Kopf.

»Nun«, sagt sie, »da aller Anfang schwer ist, stelle ich Ihnen einfach mal unsere Einrichtung vor, einverstanden? Es sei denn, Sie haben gleich Fragen?«

Sie lächelt gewinnend.

Mir ist etwas komisch zumute. Soll ich wirklich bei Mama ausziehen, weil du auf die Welt kommst? Ist das das Richtige? Und kann ich das einer wildfremden Frau sagen? Einfach so? Plötzlich muss ich an den Feuerwehrmann denken, damals beim Tanzauftritt. Wie er einfach dastand, sich zu mir beugte und mit mir sprach.

Vorsichtig sehe ich mich in dem Zimmer um. Es ist spärlich eingerichtet, aber nicht ungemütlich. Natürlich ein Schreibtisch. Dann der Tisch, an dem wir sitzen, in der Ecke eine hohe Topfpflanze und an der Wand ein großer Dienstplan. Auf einem Stövchen hinter Frau Breetz steht eine Teekanne. Ein Teelicht flackert und aus der Kanne steigt Dampf.

»Ich möchte doch einen Tee«, sage ich und sehe Frau Breetz an.

Sie lächelt, steht auf und schenkt mir ein.

»Gerne. Darf ich Janna zu Ihnen sagen?«

Ich nicke.

»Ich bin Karin. Dann trinken wir beide jetzt mal zusammen einen Tee.«

Es ist ein warmer Nachmittag.

Gizem sitzt neben mir auf unserer Schaukel. Einige Sonnenstrahlen fallen schräg durch die Bäume und das Licht liegt wie ein flackerndes Netz ausgebreitet um uns herum.

»Und sie würden dich echt nehmen?«

»Ja. Ich glaube, dass sie da ganz in Ordnung sind. Du hast ein eigenes Zimmer und sie helfen dir bei allem. Wie du mit dem Kind klarkommst. Mit der Schule. Wenn du zur Behörde musst. Sie helfen dir sogar, einen Ausbildungsplatz zu finden.«

»Klingt gar nicht doof.«

»Nee, nur total unheimlich.«

Ich schüttle den Kopf und die Haare fliegen mir um die Ohren.

»Du kannst auch Besuch bekommen. Sogar Jungs. Kai war sofort begeistert: *Ist doch cool!*«

»Ich fass es nicht!« Gizem sieht grimmig aus. »Erst will er eine Wohnung suchen und jetzt findet er es gut, wenn du da einziehst!«

»Die Leiterin hat gesagt, das ist ziemlich normal. Die hat erzählt, dass viele Jungs abends erst zu den Müttern ihrer Kinder kommen und dann später mit ihren Freunden ausgehen.«

»Jungs!« Gizem wirkt richtig angekratzt. »Das ist so paschamäßig!«

»Gizem!« Ich halte sie am Arm fest. »Ich weiß noch gar nicht, ob ich dahin gehe. Es ist okay, aber es ist so weit weg, und da bin ich nur mit anderen Müttern zusammen und überhaupt.«

»Trotzdem!« Sie sieht immer noch wütend aus. »Wenn Jungs so sind, will ich nie einen kennen lernen.«

»Gizem! Sex mit Kai war toll!«

Jetzt guckt sie mich an, als wäre ich total bescheuert.

Ich grinse. »War nur ein Spruch. Damit du dir keine Axt besorgst und ab morgen allen Jungen ihren Schniedel abhackst.«

Gizem schnaubt.

»Was würdest du denn machen?«, will ich wissen.

»Ich würde bei meinen Eltern bleiben. Jedenfalls bis ich die Schule fertig habe. Aber wahrscheinlich wäre ich gar nicht schwanger.«

»Du hättest abgetrieben?«

Gizem sieht mich an.

»Nein, aber ich habe doch noch nie mit ’nem Jungen geschlafen.«

Sie hebt die Arme in die Höhe und lässt sie wieder fallen. Und auf einmal müssen wir beide lachen.

»Scheiße!«, gackere ich los.

»Scheiße, ja!«, Gizem schüttelt sich.

Und plötzlich hält sie inne.

»Weißt du, was wir machen?«

Heftig fasst sie nach meiner Hand.

»Du kommst zu uns! In Dogans Zimmer. Janna, das ist die Lösung!«

Wie kommt sie denn darauf? »Meinst du das wirklich ernst?«

»Ja. Meine Mutter spricht ständig von dir und will wissen, wie es dir geht.«

Ich zu Gizem, mit ihrer Mutter … und ihrem Vater? Ziemlich komische Vorstellung.

»Stell dir vor, mein Baby kreischt die ganze Nacht …«

»Janna. Wenn das mit deiner Mutter nicht geht und ich mir aussuchen kann, ob wir zusammen wohnen, oder du an den Arsch der Welt ziehst, ist klar, was ich will.«

»Aber ich kriege ein Kind!«

»Ich weiß. Ich meine, ich weiß nicht, wie das sein wird. Aber meine Mutter sagt mir immer, ich soll dir helfen.«

»Wieso?«

»Ich hab ihr erzählt, wie es dir geht, mit deiner Mutter und so.«

»Über so was redest du mit deiner Mutter?«

»Ja.«

»Und dein Vater?«

Gizem zögert. Dann sagt sie bestimmt: »Wenn meine Mutter das gut findet, dann macht der mit.«

Ich weiß nicht recht. Es ist eine verrückte und gleichzeitig eine schöne Idee. Gizems Augen leuchten begeistert.

Aber was will ich?

Ich muss erst nachdenken. Und mit Mama sprechen. Auch über das Mutter-Kind-Haus.

Zu Hause erwartet mich mein chaotisches Zimmer.

In letzter Zeit fällt es mir schwer, mein Bett zu machen, weil ich mich sowieso andauernd hinlegen muss.

Daliegen, Hand auf dem Bauch, dich ab und zu spüren und fernsehen. Aber ich will mich nicht in einem Mutternest vergraben. Ich will die Schule schaffen. Es muss ja nicht super werden, aber ich habe echt Schiss, was sein wird, wenn ich den Schulabschluss nicht packe.

Ich setze mich an den Schreibtisch. Mein Zimmer. Wie wird das sein, wenn ich ausziehe? Was würde ich mitnehmen? Karin Breetz hat gesagt, dass es normal ist, wenn ich mich jetzt von meiner Mutter löse. Und dass es genauso normal ist, dass Mama ihr Leben nicht für meins eintauschen will. Dass das schwer sei mit der Lebensplanung.

Lebensplanung.

Zuerst muss ich mich wohl an die Umzugsplanung machen. Ob ich wirklich bei Gizem wohnen kann? Ich glaube, sie stellt sich das etwas zu easy vor.

Also, was will ich mitnehmen, wenn ich ausziehe? Mein Bett bestimmt. Es ist ein altes Bett mit einem Gitter an beiden Enden. Den Schreibtisch? Na ja, egal, was ich mache, den werde ich wohl brauchen. Vielleicht kann ich ihn auch als Wickeltisch benutzen.

Ich lasse den Blick durchs Zimmer wandern.

Das Regal, der Schrank, meine Plüschtiersammlung?

Vor dem Fenster im Hof bewegt sich die Kastanie. An den Ästen sprießen jede Menge grüne Triebe. Oh nein! Meine geliebte Kastanie. Selbst wenn ich wollte, ich kann sie unmöglich mitnehmen. Und den Badezimmerfußboden! Die Bilder!

Ich laufe sofort rüber und setze mich auf den Wannenrand. Der Hund, der Fisch und die Tänzerin sind auf der

Stelle da. *Ich werde ausziehen und ein Kind bekommen, und ich kann euch nicht mitnehmen. Ich muss euch hier lassen, alleine mit Mama, die euch nicht sieht.*

Der Fisch glotzt mich mit großen Augen an. Der Hund sitzt stumm auf seinem Schwanz und die Tänzerin hält sich an ihrem wehenden Tuch fest.

Plötzlich habe ich das Gefühl, dass ich etwas Verrücktes machen muss. Etwas Geheimnisvolles und sehr Schönes. Wenn ich hier wirklich ausziehe, will ich nicht, dass ich immer darüber traurig sein muss. Ich brauche ein Geheimnis, das mich mit dieser Wohnung verbindet, von dem nur ich und die Bilder wissen.

Der geheimste aller Orte in der Wohnung ist Mamas Schrank. Ein großer Holzschrank mit einer Doppeltür, die quietscht, wenn man sie aufzieht. Innendrin sind im Boden zwei tiefe Schubladen eingelassen. Aber sein wahres Geheimnis ist oben. Oben sieht der Schrank nämlich aus wie die Terrasse eines verwunschenen Schlosses. Ein niedriges Geländer läuft drum herum und in der Mitte sitzt ein muschelförmig geschnitzter Aufsatz als Krone. Daneben stehen an den beiden vorderen Ecken kleine Türmchen, auf denen gedrechselte Zapfen sitzen.

Und die kann man abziehen.

Sie sind nämlich nur lose in die Löcher gesteckt. Tiefe, dunkle Löcher, in denen man Kleinigkeiten verstecken kann.

Ich weiß das, weil ich als Mädchen heimlich in dem Schrank gespielt habe. Ich hab mich zwischen Mamas Kleidern versteckt. Später bin ich einmal mit einer Leiter auf den Schrank raufgeklettert und hab mich hinter die Krone gesetzt. Von da oben konnte ich die Decke anfassen und das ganze Zimmer überblicken.

Ich weiß noch, dass ich mir so groß vorkam wie ein Elefant. Beim Runterklettern habe ich mich damals an einem der Zapfen festgehalten und bin fast abgestürzt, als er sich löste. Dabei habe ich das Loch entdeckt.

Schnell laufe ich in mein Zimmer. Ich habe zwei alte Perlenohrringe, die Mama mir zum Geburtstag geschenkt hat, als ich vierzehn geworden bin.

Sie liegen in einer Schachtel zwischen den Plüschtieren.

Ich hole sie. Die Fassung ist aus Gold und die Perlen schimmern in einem matten Weiß. Dann steige ich in Mamas Zimmer auf einen Stuhl. Was ist los, warum trittst du mich jetzt. Keine Angst! Zappel jetzt nicht, ich bin dabei, einen Schatz zu verstecken. Nacheinander nehme ich die Zapfen ab und werfe einen Ohrring in jedes Loch.

Für mich, für den Hund, den Fisch und die Tänzerin, für die Kastanie im Hof, für Mama und für dich, Perlenauge. Jetzt weißt du, dass es einen Schatz in der Wohnung deiner Großmutter gibt. Zwei weiße Perlen neben einer Holzkrone. Und wenn nicht, werde ich es dir erzählen.

Später am Abend ruft Mama an. Sie will heute Nacht bei Susanne schlafen.

Ich lege mich in mein Bett und stelle mir vor, ich wäre nicht mehr hier, sondern im Mutter-Kind-Haus.

Sehr komisch ist das nicht.

Sag das nicht, Mama

Es ist einer dieser tödlich langweiligen Vormittage in der Schule. Ich hab echt Mühe, die Augen aufzuhalten. Erdkunde, Mathe und dann eine Doppelstunde Deutsch bei Frau Wimmer.

Draußen regnet es. Sogar Ulf und David sind ruhig. Gizem sitzt neben mir und hört zu.

»Trümmerliteratur«, sagt Frau Wimmer. Sie hält ein Buch hoch von Heinrich Böll. »Heinrich Böll hat sich 1952 dazu bekannt, Trümmerliteratur zu schreiben.«

Dann liest sie vor. Ich versuche wirklich ihr zuzuhören, aber es fällt mir total schwer. Böll erzählt, dass er nach dem Krieg nach Hause kam und darüber schrieb, was er sah. Und dann, dass Adolf Hitler auch ein Buch geschrieben hatte, in dem er nicht schrieb, was er sah, sondern, was er sehen wollte: Hass und Zerstörung.

Frau Wimmer macht eine Pause, dann liest sie den letzten Satz: »Wer Augen hat zu sehen, der sehe!«

Sie hält inne und Gizem atmet seufzend aus.

»So spannend war das nun auch wieder nicht«, flüstere ich ihr zu. Aber Gizem nickt heftig.

»Doch! Man kann sehen und man kann blind sein, und man kann auch noch versuchen, andere blind zu machen.«

»Was hast du gesagt, Gizem?« Frau Wimmer sieht sie auffordernd an.

Gizem überlegt. »*Çok bilen çok yanilir*«, sagt sie. »Wer viel weiß, der irrt sich oft. Ich meine, das heißt doch dasselbe wie, wer behauptet alles zu wissen, der redet einfach viel Mist. Der lügt sogar eigentlich. Aber wer genau hinguckt, der sieht auch Sachen, die er nicht versteht oder nicht erklären kann. Oder die wehtun! Man darf eben keine Angst haben, wenn etwas schwierig ist. Man sollte trotzdem hingucken und sich die Wirklichkeit ansehen.«

Frau Wimmer nickt beeindruckt. »Das ist ein sehr reifer Gedanke.«

Ulf meldet sich. Frau Wimmer nimmt ihn dran.

»Trotzdem finde ich, dass man nicht immer nur alles so sehen muss, wie es ist. Dann würde sich ja nie was verändern. Man muss auch daran glauben, dass etwas nicht so bleibt, wie es ist.«

Er sieht Gizem an.

Ich weiß genau, was er meint. Er will, dass sie sich in ihn verliebt. Ich grinse. Frau Wimmer sieht mich an.

»Was ist daran so komisch, Janna? Ulf meint, der Mensch müsse auch Visionen von der Zukunft haben dürfen.«

»Klar«, sage ich, »ich hab schon kapiert. Es gibt schöne und kaputte Visionen. Ist doch klar. Ich bin auch mehr dafür, mir keine Horrorvisionen auszudenken, sondern was Lebendiges. Aber manchmal muss man sich eben einfach zuerst mal der Wirklichkeit stellen, so wie sie ist. Und wenn sie nicht so ist wie die schöne Vision, dann darf man nicht gleich in den Horror umkippen und anfangen, alles kaputtzumachen.«

Frau Wimmer nickt.

»Ihr seid gut, ihr seid wirklich eine richtig gute Klasse.« Zufrieden lässt sie den Blick über uns wandern. Ulf und Gizem sehen sich an.

Ich bin ja mal gespannt, was aus den beiden noch wird.

Nach dem Läuten haben wir Schluss. Ich packe meine Sachen zusammen und sehe aus dem Fenster.

Auf dem Schulhof steht Mama.

Was macht die denn hier? Sie ist doch hoffentlich nicht mit Frau Wimmer verabredet? Es gibt doch keine Probleme mit meinem Abschluss? Alle Lehrer haben mir gesagt, dass ich mir keine Sorgen machen soll. Oder ist sie wegen mir hier? Ist irgendwas passiert? Mama hat mich seit hundert Jahren nicht mehr von der Schule abgeholt. Vielleicht was mit dem Jugendamt? Aber sie hat doch nicht mal zu Hause geschlafen. Ich verstehe das nicht. Auf einmal kriege ich Schiss.

Auch Gizem hat Mama gesehen.

»Da unten ist ja deine Mutter.«

Ich nicke.

Dann laufe ich auch schon durchs Treppenhaus nach unten.

»Janna. Entschuldige, dass ich direkt in die Schule komme. Das stört dich doch hoffentlich nicht?«

Ich schüttle den Kopf. »Nö. Was ist denn?«

Mama sieht aufgeregt auf. »Ich habe mal wieder eine Nacht mit Susanne gesprochen. Wusstest du eigentlich, dass immer mehr Mädchen in deinem Alter abtreiben in Deutschland?«

Keine Ahnung. Warum auch.

»Nein.«

»Na ja.« Mama schweigt. »Das bedeutet ja wohl auch, dass immer mehr Mädchen schwanger werden. Die Psychologen rätseln wohl, warum das so ist. Ob es an der Arbeitslosigkeit liegt, am Lehrstellenmangel oder weil die jungen Frauen sich eine soziale Aufgabe wünschen?«

»Mama!«

»Ja, entschuldige. Ich weiß, ich nerve dich. Aber du bist eben auch im Trend mit deinem Baby. Das ist doch interessant.«

Was will sie denn damit sagen?

Mama zögert kurz.

»Jedenfalls hab ich mir was überlegt. Deine Bemühungen, auf mich einzugehen, haben mir wirklich sehr imponiert. Dass du überlegst auszuziehen. Dass du plötzlich über eine Lehrstelle nachdenkst. Dass du Verantwortung übernehmen willst. Und gleichzeitig bist du doch erst fünfzehn und meine Tochter.«

Sie nickt nachdenklich. »Jedenfalls, es ist vielleicht das letzte Mal, dass ich die Chance dazu habe. Und deswegen dachten Susanne und ich, wir sind mal ganz spontan und buchen zusammen eine Reise.«

Verreisen? Schock. Mama will einfach abhauen? Wieso?

Sie redet schon weiter. »Natürlich lasse ich dir Geld da,

damit du hier über die Runden kommst. Das ist doch hoffentlich okay für dich?«

Was? Was soll ich denn jetzt sagen? *Nein, Mama, ich möchte, dass du für mich da bist. Und ich finde es fies von dir, dass du mich so im Stich lässt. Kannst du nicht wenigstens warten, bis ich ausgezogen bin?*

Stattdessen schlucke ich nur und sage: »Nee, ist schon okay. Wo fahrt ihr denn hin?«

Sie strahlt glücklich.

»Ach, das ist schön, dass du das so siehst! Nach Italien oder Griechenland. Wie in alten Zeiten, weißt du. Für drei Wochen. Ich hab schon Urlaub genommen. In einer Woche geht's los.«

So?! Mit mir war sie meistens in Österreich oder in Bayern. Und jetzt nach Griechenland! Ob sie zu meinem Vater will? Ihn wiedersehen? Ihm erzählen, dass er Großvater wird? *Ach, übrigens, weißt du, dass du Großvater wirst?! Erstaunlich, nicht? Ich würde ja auch gerne noch mal mit dir …*

Mama nickt zufrieden.

»Gut, Janna, dann machen wir das so!«

Ich sehe auf den Boden.

Kaum bekommst du ein Baby und ziehst aus, macht sie einen drauf.

Irgendwie ist mir auf einmal ganz flau im Magen.

So werde ich nie, nie, nie mit dir umgehen. Das verspreche ich dir. Hoch und heilig. Und wenn du hundert Kinder zeugst mit hundert verschiedenen Mädchen, minderjährig, unehelich, scheißegal. Ich werde zu dir halten und nicht einfach abhauen. Ich werde immer für dich da sein, egal, was passiert und dich nie verarschen. Das schwöre ich.

Mamas Gesicht verschwimmt vor meinen Augen.

Ich heule doch nicht etwa?

Schnell fahre ich mir mit der Hand über die Augen. Noch vier Monate, dann kommst du auf die Welt. Und dann werde ich für dich da sein.

»Janna!«

Mamas Mund in ihrem verschwommenen Gesicht bewegt sich.

Was will sie denn noch?

»Wir schaffen das schon! Gestern Nacht habe ich plötzlich gedacht, vielleicht bin ich ja später noch mal richtig stolz, dass du dich das getraut hast.«

Sie lacht.

»Ich hab ja bisher meinen Familienstand immer als allein erziehend angegeben. Aber ab August kann ich ja dann allein erziehende Großmutter schreiben. Das klingt doch nicht schlecht!«

Was sagt sie da?

»Ich bin so froh, dass ich die Reise noch machen kann. Ich glaube, nur wer auch auf sich selber achtet, kann am Ende auch geben, ohne falsche Ansprüche zu stellen. Früher habe ich immer gedacht, wenn du aus der Schule bist, werde ich eine freie Frau sein. Erst war das mit deinem Baby alles viel zu viel. Aber jetzt fühl ich mich gar nicht mehr eingesperrt. Seit Tagen denke ich daran, wie es war, als du noch klein warst. So ein Baby gibt einem auch verdammt viel Kraft. Neben all der Anstrengung. Ja, und

Susanne will dir ein Kinderbett schenken. Das muss natürlich mit in dein Zimmer. Und wenn es mir wirklich mal zu eng wird, kann ich ja immer noch eine Nacht bei Susanne verbringen!«

Wie bitte?

Ich sehe meine Mutter an.

»Ich muss also nicht ausziehen?«

»Was? Nein! Ich meine, wenn du nicht willst. Von mir aus – nein! Wir gehören doch zusammen.«

Ich könnte heulen. Hast du das gehört? Mama will einfach nur verreisen. Nur Urlaub machen. Sich ausruhen, alleine. Aber sie will nicht, dass ich weggehe. Sie hat keine Angst mehr vor dir. Und vor mir.

Oh, Mama!

Du bist die süßeste Mama der Welt.

Kleine Planeten

Fast einen Monat lang wohne ich bei Gizem.

Natürlich nicht in Dogans altem Zimmer, sondern bei Gizem selbst. Wir haben eine Matratze neben ihr Bett gelegt. Ich schlafe im Bett und Gizem auf der Matratze.

Sie redet die ganze Zeit.

»In fünfzig Jahren werde ich meinen Kindern erzählen, wie du bei mir gepennt hast, als du dein erstes Kind bekommen hast.« Sie kichert. »Ich werde ihnen sagen, dass wir deinen Bauch mit Wasserfarben angemalt haben und wie wir uns mit Klopfzeichen mit deinem Baby unterhalten haben. Im Morsealphabet. Und auf Türkisch! Und dass dein Kind schon Türkisch konnte, als es auf die Welt kam, aber leider nur als Morsezeichen. Ich bin ja überhaupt mal gespannt, wie du es nennst!«

Ja, ich auch. Ich denke viel mehr an dich als an die Geburt. Ich hab keinen Schiss davor, aber wenn ich mir was vorstelle, dann dich, wie du da bist und nicht, wie du kommst.

»Den Namen werde ich aussuchen«, sage ich.

Gizem weiß sofort, was ich meine. Nämlich dass Kai den Namen bestimmt nicht aussuchen wird. Als ich ihr das mit Melanie erzählt habe, ist sie fast ausgeflippt.

»Melanie oder Fatosch, das ist doch kein Vergleich. Nichts gegen Melanie. Aber wie kommt er denn darauf?« Dann hat sie lässig abgewunken. »Na ja, Hauptsache, du weißt, was du willst.«

Wenn es so einfach wäre. Ich weiß jetzt, was ich will, aber leichter ist es deswegen nicht. Neulich habe ich wieder von Kai geträumt und dabei geweint. Dann bin ich aufgewacht, weil Gizem an meiner Schulter gerüttelt hat.

»Janna. Janna?«

Ich hab sie ganz erschrocken angesehen. Ich hatte geträumt, dass ich mit Kai durch eine völlig fremde Stadt gehe und wir irgendwas suchen. Keine Ahnung was, aber ich war mir ganz sicher, dass ich es finde. Und plötzlich war das Gefühl weg und stattdessen hockte Gizem neben mir und sah mich an.

Zum Glück stört sie das nicht, wenn ich dann komisch bin. Ich bin's auch nicht oft. Im Gegenteil. Ich bin eigentlich gut drauf und hab Lust, viel zu unternehmen. Es ist, als ob wir Schwestern wären. Fehlt nur noch, dass wir zusammen Babysachen häkeln.

In Wirklichkeit tanzen wir jeden zweiten Tag. Und ich muss mehr für die Schule machen als vorher, weil Gizem echt etwas zu fleißig ist und ich keinen Bock habe, dumm rumzusitzen, während sie lernt.

Jeden Mittag nach der Schule essen wir drei Frauen zusammen. Gizems Mutter ist genial. Ich darf sie jetzt Emeel nennen. Nur zu Gizems Vater sage ich weiter Herr Tanju.

Er war übrigens doch nicht so leicht davon zu überzeugen, dass ich eine Weile bei ihnen wohne. Für ein Jahr oder so wäre das wohl nicht gegangen. Aber Gizem und ihre Mutter haben alle Register gezogen. *Die arme Janna, sie muss doch die Schule fertig machen und Gizem kann ihr so gut dabei helfen. Denk doch mal, dass wir damit was Gutes tun! Allah wird das gefallen! Dogan ist schließlich weg. Und du bist sowieso immer auf der Arbeit. Nein, du musst nicht den ganzen Tag deutsch reden. Natürlich schmeckt ihr unser Essen.*

Ob man's glaubt oder nicht, seine größte Sorge war, dass die Nachbarn denken würden, mein Kind sei von Dogan, und dass sie mich deswegen bei sich aufgenommen hätten.

Zum Glück haben sich Gizem und ihre Mutter über ihn totgelacht, als er damit rausrückte, und Herr Tanju hat dann gebrummt: »Macht doch, was ihr wollt.«

Für Gizem und ihre Mutter ist so was völlig normal. Herr Tanju legt echt großen Wert darauf, was die Nachbarn denken.

Witzig, Mama hat nie gefragt, was die Leute zu etwas sagen.

Gar nicht schlecht, das mal mitzukriegen.

Jetzt erzählt Herr Tanju überall im Haus, er täte was Gutes. Wegen ihm und seiner fleißigen Tochter würde ich einen besseren Schulabschluss machen, Gott würde es sehen und seiner Frau fehle eben ihr Sohn so sehr, dass sie sich unbedingt um mich kümmern wollte, solange meine Mutter nicht da ist. Und das ja auch nur für vier Wochen und sowieso, in meinem Zustand! Das Kind sei übrigens von einem Deutschen, nur damit das klar sei.

Am witzigsten finde ich, dass er mindestens eine Woche

gebraucht hat, um sich meinen Namen zu merken. Er hat mich die ersten Tage nicht selber angesprochen, sondern immer über Gizem oder ihre Mutter. Als die ihn wieder ausgelacht haben, hat er zugegeben, dass er sich meinen Namen nicht merken kann.

»Janna, das ist schwer zu merken. Wir sagen immer die rothaarige oder die blonde Freundin von Gizem, wenn wir ein bestimmtes Mädchen meinen.«

Wieder musste Gizems Mutter lachen. Und als Herr Tanju sie mit einer steilen Falte auf der Stirn ansah, erklärte sie: »Ein lachender Essigverkäufer macht bessere Geschäfte als ein Honigverkäufer mit saurem Gesicht! So ist es doch, oder?«

Sie ist wirklich voller Geschichten.

Beim Mittagessen redet sie ohne Punkt und Komma. Und wenn sie loslegt, ist es, als ob nicht Mama Ferien macht, sondern ich. Ich komme mir vor, als sei ich auf einmal mitten in der Türkei.

»Weißt du, Janna, dass in einigen Gegenden von Anatolien der Schwan als der Vogel der Gebärenden gilt? Diese Tradition geht auf die Göttin Leto zurück. Eines Tages, als Leto von Zeus schwanger wurde, sangen die Schwäne Lieder für sie, damit sie ihre Schmerzen vergessen konnte.«

Schmerzen? Bei der Geburt? Ich habe überlegt, ob ich sie danach fragen soll.

Ich lasse es.

Ein andermal erzählt sie mir von einem roten, süßen Getränk, das die Frauen in der Türkei in den Wochen nach der Geburt bekommen. Ihre Mutter hat es schon getrunken. Es wird mit einer roten Blume gemacht, die auf Türkisch *kleine Braut* heißt.

»Die kleine Braut ist die Blume des Gottes Adonis, der von einem wilden Eber getötet wurde. Adonis ist ein Gott der Fruchtbarkeit. Sein Blut tropfte auf die Erde und daraus entsprangen dann diese Rosen. Man macht daraus übrigens auch Süßigkeiten. Und zwar eine süße Paste, die man in der Hochzeitsnacht dem Bräutigam zu essen gibt.«

Sie schmunzelt.

»Angeblich ist das gut für die Manneskraft! Aber heute essen die Männer, bevor sie zu ihrer Braut gehen, meist nur noch normale Süßigkeiten. Als ob ihre Frauen nicht süß genug für sie wären.«

Ein paar Tage später kommt eine Karte von Mama.

Susanne und mir geht es gut. Wir essen und reden den ganzen Tag. Italien ist herrlich.

Auf der Karte ist ein alter Tempel abgebildet mit riesigen Kakteen davor, in deren Blätter Touristen ihre Namen und große Herzen geritzt haben.

Es sind komische Wochen. Irgendwie tut es mir gut, so alleine, ohne Mama zu sein. Jetzt wo wir getrennt sind, fühle ich ganz doll, wie lieb ich sie habe. Ich wäre nicht gerne in das Mutter-Kind-Haus gegangen. Ich fühle mich gleichzeitig frei und geborgen. Und ich bin stolz auf Mama.

Und du? Noch ein paar Monate. Ich fühle dich jetzt immer bei mir. Ich warte darauf, dich in den Armen zu halten, und ich weiß, dass du da bist.

Rosalyn hat Gizem und mich ins *Liquidrom* eingeladen. *Baden mit Licht und Musik*. Es ist wirklich cool.

Nein, es ist mehr, es ist wunderbar.

Das geschwungene Schwimmbecken ist riesig und liegt unter einer großen Kuppel mit einem runden Fenster, das mitten in die Wolken zeigt. Das Wasser ist warm und so salzig, dass man nicht schwimmen muss, sondern sich einfach reinlegt und darin schwebt. Außerdem ist es hier drinnen dunkel. Nur ein paar bunte Lichtspiele tanzen umher.

»Ein irres Schwimmbad, oder?« Rosalyn strahlt, als sie Gizems und mein Gesicht sieht. »Ich dachte mir, weil wir so viel unter Wasser getanzt haben, wäre es sicher schön, mal zusammen hierher zu gehen. Außerdem ist euer Tanz fertig, und ich finde, ihr könntet eine kleine Aufführung machen. Vielleicht für eure Familien oder ein paar Freunde.«

»Eine Aufführung?«

»Ja, warum denn nicht? Ich meine, habt ihr sonst wo schon mal den Embryonenbreak aufgeführt gesehen?« Sie lacht und paddelt durch das warme Becken davon.

Ehrlich, daran habe ich überhaupt noch nicht gedacht. Gizem auch nicht.

»Kannst du dir das vorstellen?«, fragt sie mich.

Ich finde das ganz schön gewagt. Mit meinem dicken Bauch vor Publikum auftreten? Aber irgendwie auch schön.

»Hast du denn Lust?«

Gizem liegt reglos neben mir im Wasser. Wenn man mit den Ohren unter Wasser kommt, hört man Musik. Das ist eine weitere Besonderheit hier. Sie spielen die Musik unter Wasser und man hört sie nur da.

Wie kleine Planeten treiben wir umher. Was meinst du, kleiner Drache?

Dann stoße ich Gizem an: »Wen würdest du denn einladen?«

Sie überlegt nicht lange. »Nur meine Eltern. Und du?«

»Mama auf alle Fälle. Und Susanne, das ist ihre beste Freundin.«

Wir treiben ein Stück auseinander.

Und Kai? Irgendwie ja und irgendwie nein. Ich fände es schön, wenn er sehen könnte, was wir tanzen. Aber es erinnert mich auch an damals, als wir uns das erste Mal gesehen haben. Irgendwie kommt es mir auch so vor, als würde ich ihn unter Druck setzen, wenn ich ihn einlade. So, als müsste er kommen, nur weil es auch sein Kind ist. Aber wenn ich ihn nicht einlade, fühlt er sich bestimmt ausgeschlossen. Ich kann ihn ja auch schlecht einladen und dazu sagen: »Aber du musst nicht kommen«. Das klingt ja auch, als ob ich ihn nicht wirklich dabeihaben will.

Gizem treibt wieder an mir vorbei.

»Also, Ulf lade ich nicht ein.«

»Und ich hab irgendwie das Gefühl, Kai und ich sollten uns alleine treffen. Später und nicht gerade jetzt.«

Gizem schweigt. Dann sagt sie: »Ich würde ihn trotzdem einladen. Er kann ja selbst entscheiden, ob er kommt.«

»Aber vielleicht denkt er, er muss kommen.«

Gizem paddelt einmal im Kreis.

»Er wird schon das machen, was er machen will. Das macht er doch sonst auch. Du bist ja nicht für alles verantwortlich.«

Sie hat Recht. Ich bin wirklich nicht für alles verantwortlich. Ich werde ihn einladen. Und wenn er kommt, kommt er.

Ich drehe mich auf den Bauch, strecke alle viere von mir und lasse mich treiben. *Ach, Kai. Ach, Kai!*

Ich halte den Kopf unter Wasser und weine.

Dann strampelst du in meinem Bauch und ich tauche wieder auf, um Luft zu holen. Niemand sieht die Tränen im Halbdunkel in meinem nassen Gesicht.

Rosalyn kommt um eine Kurve auf uns zugeschwommen.

»Na, habt ihr euch was überlegt?«

»Ja«, ruft Gizem ihr entgegen, »wir machen es. Aber nur für ein paar besondere Gäste!«

Embryonenbreak

Jetzt, wo wir wissen, dass wir weiter zusammenwohnen, fällt uns alles viel leichter. Mama hat keine Angst mehr, dass ich ihr vielleicht nackt im Bad gegenüberstehe. Und ich hab keine Angst davor, dass Mama sich komische Gedanken macht.

Sie hat mir aus Italien ein Bild von einer Madonna mit einem Baby mitgebracht. Es ist wunderschön. Die Madonna hat einen goldenen Heiligenschein und das nackte Kind, das sie in den Armen hält, auch. Es ist ein kleiner, dicker Wonneproppen, der einen anstrahlt.

Ich habe die beiden neben meinen Schreibtisch gehängt.

»Klar, wir sind keine Katholiken«, meinte Mama, als sie mir das Bild gab, »aber ich fand es einfach schön!«

Gizems Eltern hat sie eine Keramikschale für Obst geschenkt. Als Dankeschön. Außerdem habe ich mitbekommen, dass sie Emeel Geld gegeben hat, fürs Essen.

Gizem war total traurig, als ich wieder ausgezogen bin.

»Von mir aus kannst du für immer bei uns bleiben. Oder weißt du was? Vielleicht können wir ja später zusammenziehen? Wir suchen uns 'ne Wohnung und machen eine WG!«

Mein Zimmer kommt mir wie neu vor, nachdem ich wieder hier bin. Die Wände leuchten warm. Mein Bettgestell wirft einen nachmittäglichen Schatten auf den Boden.

Ich habe das Fenster aufgemacht. Das Blätterdach der Kastanie ist schwer und dunkelgrün. Vor mir liegt Gizems und meine Einladung. Wir haben sie zusammen mit Rosalyn bei ihr im Studio gemacht. Gizem und ich stehen als dunkle Silhouetten vor einem wogenden Blau. Wir haben beide dicke Bäuche – Gizem hat sich für das Foto ein Kopfkissen unter ihr Kostüm gesteckt – und heben die Arme über unsere Köpfe, als wären wir selber Wellen. *Two, three waves in a water* haben wir das Stück genannt. Aber unter uns heißt es immer noch *Embryonenbreak*.

Heute Abend ist Premiere!

Ich habe Mama und Susanne eine Einladung gegeben und eine an Kai geschickt. Mit der Post.

Emeel fand die Einladung ganz toll, aber ihrem Mann hat sie sie nicht gezeigt. »Er hat sowieso keine Ahnung vom Tanzen und dann ist es bestimmt auch besser, er fragt sich nicht, wieso seine Tochter auf dem Bild so dick ist!«

Außerdem haben wir kurz entschlossen noch Frau Wimmer eingeladen. Sie hat sich riesig gefreut.

Um drei holt Gizem mich ab.

»Na, aufgeregt?«

Klar bin ich das. Aber mir geht was anderes durch den Kopf.

»Beim letzten Auftritt war ich heimlich da und hab euch zugeguckt, weißt du noch?«

»Dabei hättest du mittanzen können.«

Ich nicke. »Aber das wusste ich nicht. Da wusste ich genau eine Woche, dass ich schwanger bin.«

»Und jetzt hast du nur noch drei Monate.«

Drei Monate!

Rosalyn wartet im Studio auf uns.

»Gizem, Janna! Da seid ihr ja! Und dann noch so pünktlich. Super. Seht mal!« Sie läuft in den Tanzsaal.

Die Fenster sind wie immer bei Auftritten mit hohen weißen Tafeln verkleidet und zwischen der großen Spiegelwand und der Anlage stehen eine paar Sessel für die Zuschauer. Alles ist in blaues Licht getaucht. Das Licht tanzt in der Spiegelwand.

»Nicht schlecht, oder?«

»Nein, super!«

Gizem und ich haben zwar schon eine Generalprobe gemacht. Aber jetzt, im Licht, mit den geschlossenen Fenstern, wirkt das Studio wie ein Raum aus einer anderen Welt.

Rosalyn macht die Anlage an. Mit einem satten Brummton schalten sich die Boxen ein.

Den ersten Teil der Musik haben wir aus Rosalyns Sammlung genommen. Shaina Noll mit einem Lied von *Songs for the Inner Child*. Ein total sanftes Stück, fast schon wie Meditationsmusik. Genauso wollten wir anfangen. Nach einer Weile wechseln wir dann und es geht richtig ab. Das ist ein starker Moment, wenn das Leben unter Wasser schon mal kurz auf die Erde kommt und plötzlich mitten im Chaos steht. Aber unser Chaos heißt Liebe!

Es fängt an mit Verkehr, Trommelschlägen, Handys, Supermarktkassen. Rosalyn hat ein paar Großstadtbeats zusammengemixt, die dann übergehen in »The Sound of San Francisco« von den Global Deejays.

Fuck and dance steht auf dem Cover.

Das Geile an dem Track ist, dass er voll in die Beine geht. Eine Superidee, den Song nach dreißig Jahren in die Neuzeit zu beamen. Das Teil groovt echt hammermäßig.

Rosalyn war total baff, als wir es ihr vorgespielt haben. Sie hat uns erzählt, dass Scott McKenzie damals die Blumenkinder und Hippies in aller Welt aufgefordert hat, sich zum Fest der Liebe in San Francisco zu versammeln, und jetzt tanzen wir dazu. Die Beats und voll abgefahrene Synth-Licks bringen uns jedenfalls ziemlich in Bewegung. Und es hat einen sehr satten Clubsound und hypnotische Vocals.

Gizem und ich machen uns warm. Ich kann mich nicht mehr richtig stretchen, aber ich muss ja auch keine großen Sprünge machen.

Two, three waves in a water ist als Tanz eher sanft.

So langsam werde ich aufgeregt.

Wir haben ganz einfache Kostüme ausgewählt, wie auf der Einladung. Kurzarmtrikots und hohe Dance-Sneaker.

Ich sehe mich in der großen Spiegelwand an.

Aus den Boxen kommt Shaina Noll: »How could anyone ever tell you, you were anything less than beautiful. How could anyone ever tell you, you were less than whole. How could anyone fail to notice that your loving is a miracle. How deeply you're connected to my soul …«

Ich bin aufgeregt.

Gleich wird Mama unseren Tanz sehen. So viel von dem, was ich in den letzten Monaten erlebt habe, steckt da drin.

Ob Kai kommt?

Um Viertel vor fünf schiebt Rosalyn uns in den Umkleideraum.

»Das Publikum kommt gleich. Kein Smalltalk vor der Aufführung. Jetzt müsst ihr euch nur auf euch und euren Tanz konzentrieren.«

Ich sehe Gizem an. Unter ihrem Trikot hat sie einen Bauch aus Schaumgummi. Sie lächelt mir zu. Sie ist auch aufgeregt.

Dann ist es so weit.

Rosalyn kommt in den Umkleideraum und hält die Daumen hoch.

»Alle Sessel sind besetzt.«

Ich sehe sie an. Ich traue mich nicht, sie zu fragen, ob Kai dabei ist oder nicht. Vielleicht ist dieser Abend so was wie unsere letzte Chance?

Die Musik geht los.

Zuerst kommt eine große Welle. Mit dem Rauschen treten Gizem und ich auf. Wir gehen im Krebsgang, mit dem Rücken zum Publikum. Winzige, tapsende Schritte, wie Amöben oder Urwesen, die unter Wasser gelebt haben.

Dann bleiben wir stehen.

Blaues Licht liegt auf unseren Schultern, unseren Armen, unseren Körpern. Die Welle fadet über in *How could any-*

one. Auf *less than beautiful* drehen wir uns langsam um. Ich sehe über die Köpfe der Zuschauer, wie Rosalyn es uns beigebracht hat. *Nie direkt in die Augen schauen. Zeig dich beim Tanzen, aber suche keinen Augenkontakt.*

Da sitzt Mama. Und Susanne. Frau Wimmer. Gizems Eltern.

Und Kais Vater.

Gizem und ich laufen auseinander. Auf der anderen Seite der Tanzfläche macht Gizem einen Ausfallschritt und zieht mit dem Arm von unten einen Kreis.

Kai ist nicht da.

Ich gehe vorsichtig in die Hocke, sehe auf den Boden, dann spüre ich Gizem, entdecke sie und komme ganz langsam über acht Takte hoch.

Gizem macht den nächsten Ausfallschritt und entwickelt daraus eine Rechtsdrehung rückwärts. Sie hält die Arme vor den Oberkörper, sieht mich und lässt aus einer Drehung die Schultern zweimal rückwärts kreisen.

Ich neige den Kopf und drehe ihn langsam.

Du bist da!

Gizem tanzt zwei Schritte seitwärts und macht ein Batément mit dem rechten Bein. Dann geht sie neben mir in die Hocke.

Ich laufe vor ihr davon und ziehe einen Kreis mit dem rechten Arm. Dann mit dem linken. Sie macht es mir nach. Wir berühren uns kurz an den Fingerspitzen.

Du bist da und ich tanze mit dir!

Und ich liebe dich!

Die Musik wird schneller. Geräusche. Beats. Jetzt kommen die Global DJs. Gizem und ich tanzen zusammen, miteinander. Pas de Burré links, Pas de Burré rechts, Passé rechts, anderthalb Drehungen rückwärts, nach der Drehung mit beiden Armen von unten seitwärts einen Kreis und die Arme von oben ganz langsam vor dem Oberkörper senken.

Die Musik bricht ab. Ein unregelmäßiges Pochen wird hörbar.

Dann kommt der Nebel.

Ich weiß noch, wie mir das eingefallen ist. Es war ein schrecklicher Morgen. Du hattest mich wie wild getreten und dann warst du auf einmal ganz still. So still. Und reglos. Ich hatte Angst, dass du weg bist. Es war, als hättest du dich aufgebäumt und wärst auf einmal für immer weg.

Im Nebel suche ich nach Gizem.

Dann taucht sie vor mir auf. Ich sehe sie an. Ich bleibe stehen. Ich verschwinde mit ein paar Schritten im Nebel hinter mir.

Dann komme ich wieder.

Du bist auch wiedergekommen.

Jetzt spielt Rosalyn die Trommeln ein. Leise, wie ein kleines Herz schlagen sie.

Gizem und ich lauschen. Wir lauschen aufeinander und hören uns. Der Nebel verzieht sich. Gizem und ich erkennen uns. Wir lauschen und wissen, dass wir da sind.

Kais Vater wartet auf mich.

»Janna!« Er kommt auf mich zu und gibt mir die Hand. »Wunderschön, was ihr da getanzt habt.«

Er fährt sich mit der Hand über die Augen.

»Entschuldige, dass ich alleine gekommen bin. Ich dachte mir, besser einer als gar keiner.« Er hält inne und sieht mich offen an.

»Du und Kai, ihr habt euch nicht mehr oft gesehen in letzter Zeit, oder?«

»Nein. Nicht wirklich.«

»Ich bin hier, weil ich glaube, Kai hat sich in den letzten Monaten total übernommen. Weißt du, ich bin einfach los, als ich die Einladung zu Hause auf dem Tisch gesehen habe. Ich wollte dir nämlich sagen, dass mir das unheimlich Leid tut mit euch beiden. Ich finde, du bist ein großartiges Mädchen, und wenn du und Kai miteinander glücklich geworden wärt, dann hätte ich das wirklich schön gefunden. Aber ich hab auch gesehen, dass Kai sich selbst was vorgelogen hat in den letzten Monaten. Das ist schade. Und es ist auch schade, dass eure Beziehung vorbei ist.«

Plötzlich muss ich lächeln. Ich weiß nicht, warum. Es passiert einfach.

»Ich freu mich, dass Sie gekommen sind«, sage ich.

Kais Vater lächelt verlegen. Er räuspert sich.

»Ich wollte dir auch sagen, also ich möchte, dass du weißt, dass ich zu dir und zu eurem Kind stehe. Ich werde die Verantwortung mittragen, soweit ich das kann. Also, wenn es um Alimente geht, für die Kai aufkommen muss, oder wenn ich dir und dem Kind helfen kann, dann werde ich das tun. Wenn du was brauchst, kannst du mich immer fragen. Abgemacht?«

Er sieht mich an und streckt mir die Hand hin.

Ich finde ihn wirklich in Ordnung. Ich lächle wieder.

»O.K.«, sage ich. »Und Sie müssen bestimmt mal mit Ihrem Enkel in den Zoo.«

Kais Vater nimmt mich in den Arm und drückt mich. »Kai ist nicht dumm«, sagt er. »Er ist nur noch so jung.«

»Ich weiß«, sage ich. »Wir beide sind das. Das ist eben so. Und ich hab mich halt so entschieden.«

August

Du bist da

Es ist Abend, ein lauer Sommerabend. Seit einer Woche warte ich darauf, dass du auf die Welt kommst. Gestern war dein errechneter Geburtstermin.

Die Schule ist seit fast zwei Monaten vorbei. Ich hab den Abschluss geschafft. Nicht glänzend, aber immerhin keine Vier dabei. Das Beste war die Zwei in Deutsch. Frau Wimmer hat sich richtig gefreut, als sie mir das Zeugnis gegeben hat.

»Deine mündliche Mitarbeit war ganz prima. Ich wünsche dir alles, alles Gute, Janna!«

Nie wieder Schule! Das ist schwer zu glauben. Es ist auch komisch, irgendwie. Im Moment fühle ich mich zwar wie in den Ferien. Aber danach? Ich weiß, dann muss ich mich um *meine Zukunft* kümmern. Aber okay, ich fürchte mich nicht. Wenn du ein Tanzstück anfängst, weißt du auch nicht, wie es am Ende wird. Aber wenn du dranbleibst, wird es was.

Ich weiß noch, wie Mama nach *Two, three waves in a water* geklatscht hat. Sie und Susanne und Frau Wimmer und Gizems Eltern. Alle waren total gerührt.

Frau Wimmer hat sogar gefragt, ob wir es nicht auch in der Schule aufführen wollen. Aber das wollte ich nicht.

Nicht vor zweihundert Jungs, die am Ende doch nur blöde Sprüche vom Stapel lassen.

Nie wieder Schule.

Obwohl, wer weiß. Vielleicht mache ich später die Abendschule und doch noch das Abi. Vielleicht will ich ja studieren, wie Gizem. Sie will wirklich Jura machen.

Alleswisser-Abendroths Vortrag hat bei ihr anscheinend eine total prägende Wirkung hinterlassen. Gizem meint, so viel türkische Rechtsanwältinnen oder Richterinnen wird es in Berlin bestimmt nicht geben und dass sie deswegen später mal 'ne Menge Leute beraten kann.

Mama fände das bestimmt toll, wenn ich auch so wissbegierig wäre.

Und du?

Weißt du was? Mama hat nach unserem Tanz geweint. So nah war sie dir und mir noch nie wie bei der Aufführung. Das hat sie mir gesagt. Weißt du, es ist echt toll, mit einem Tanz bei anderen so was auszulösen.

Jetzt sind wir alleine in Berlin. Mama ist viel im Hotel, weil im Sommer immer eine Menge Touristen da sind. Und Gizem ist mit ihren Eltern in der Türkei. Am Meer. Ich vermisse sie total.

Sie wollte am liebsten hier bleiben und warten, bis du da bist, aber ihre Eltern haben das nicht erlaubt. Sie meinten, nach den Ferien würde Gizem dich immer noch früh genug sehen.

Ich habe ihr dafür versprochen, dass sie deine Patentante wird. Und sie hat mir für deine Geburt ein großes Foto geschenkt. Es ist ein Bild von ihr auf dem Teufelsberg. Da werde ich mit dir später auch hingehen. Der Berg ist mitten im Wald und der einzige Berg in Berlin. Er ist aus Trümmern aufgeschüttet und darüber liegen Erde und Sand. Auf dem Berg wachsen lila Disteln und wildes Gras. Gizem steht da oben, hinter ihr hängt der Himmel voll mit bunten Papierdrachen und sie winkt in die Kamera.

Drei Jahre will sie noch zur Schule gehen. Drei Jahre! Was ich dann wohl mache? Mal sehen. Ulf und sie, daraus ist bis jetzt jedenfalls nichts geworden. Er ist übrigens abgegangen.

Dafür macht Kai die Schule weiter. Er will jetzt auch Abi machen. Seine Mutter ist bestimmt super zufrieden mit ihm.

Ich war inzwischen auch bei einem Kurs zur Geburtsvorbereitung. Atemübungen und so. An einem Abend in der Woche durften die Männer von den Frauen dabei sein. Da habe ich öfter an Kai gedacht.

Er ist jetzt auch verreist. Sein Vater hat mich gefragt, ob ich finde, sie sollten dableiben. Aber ich fand das nicht. Es ist mir sogar lieber, wenn sie weg sind.

Denn wenn ich an Kai denke, werde ich immer so leicht traurig. Aber manchmal kommt auch ein anderes Gefühl in mir hoch.

Es ist dann, als ob ich alleine durch die Straßen gehe und plötzlich ganz sicher weiß, dass sich hinter der nächsten Ecke was Schönes verbirgt. So eine Stimmung, als ob überall um mich rum die Freiheit auf mich wartet und mit dem nächsten Schritt stehe ich ihr plötzlich gegenüber.

Weißt du, was Mama mir erzählt hat?

Dass sie acht Stunden mit mir in den Wehen lag. Acht Stunden! Mach das bloß nicht mit mir.

Wir haben übrigens zusammen nachgeguckt, warum es eigentlich Kreißsaal heißt. Das kommt von *Kreischsaal*, von dem Gebrüll.

Cool, oder?

Vielleicht mache ich damit noch mal ein paar Reime und schicke sie Gizem.

Kreischsaal, warte mal, keine Qual.

Und dann ist es so weit.

Mama und ich haben es uns am Abend gemütlich gemacht und tun nichts Großartiges. So wie die letzten Tage. Ab und zu mal an den Schaufenstern entlangschlendern, im Café sitzen oder einfach nichts tun.

Die Tasche ist sowieso gepackt und ich bin so rund wie noch nie.

Um neun Uhr am Abend fängt dann so ein Ziehen an. Zuerst nur ganz leicht. Ich glaube nicht, dass das schon richtige Wehen sind. Aber ganz sicher bin ich mir nicht. Jedenfalls wird es auch nicht stärker und kommt auch nicht immer öfter.

Es ist der 1. September. Auf alle Fälle wird dein Sternzeichen Jungfrau. Ich hab gelesen, dass sie die Göttin der Gerechtigkeit ist. *Die Göttin der Gerechtigkeit.* Ist das

nicht toll? Du kommst in ihrem Sternbild zur Welt. Im Zeitalter der Kriege verließ sie verschreckt die Erde und flog zum Himmel empor. Aber die friedliebenden Ackerbauern vermissten sie sehr und trösteten sich beim Blick in den Himmel an ihrem Sternbild.

Ein paar Stunden später werden die Schmerzen stärker.

»Okay, Janna, lass uns ins Krankenhaus fahren«, schlägt Mama vor.

Und das machen wir. Wir haben dasselbe Krankenhaus ausgesucht, in dem ich auch geboren worden bin. *Waldfriede.*

Im Krankenhaus geben sie mir ein Bett. Aber das brauche ich nicht mehr.

Kaum liege ich drin, platzt nämlich meine Fruchtblase. Rund um mich herum ist alles nass. Aber jetzt tut nichts mehr weh. Und dann gehen die Wehen los. Alle zwei Minuten zieht eine riesige Welle durch mich durch. Es fühlt sich an, als ob ich wieder meine Periode bekomme. Mein Körper sagt mir, dass ich pressen soll. Aber ich muss noch warten, bis sie mich in den Kreißsaal bringen.

»Mama!«

Sie steht neben mir, hält meinen Kopf und küsst mich.

»Janna! Ich liebe dich! Ich warte auf dich!«

»Ja!« Ich nicke tapfer. Das haben wir so abgemacht.

Im Kreißsaal ist es hell. Grelles Licht, Krankenhausgeruch. Eine Ärztin ist da und eine Hebamme.

»Mama wartet doch draußen, oder?«

»Ja«, beruhigt mich die Hebamme.

Die Ärztin misst nach. Mein Muttermund ist acht Zentimeter geöffnet.

»Sehr gut.« Sie nickt zufrieden.

Dann hören die Wehen plötzlich auf.

Die Ärztin guckt auf den Wehenschreiber. Die Hebamme hält meine Hand. »Das ist die Ruhe vor dem Sturm. Gleich kommen die Presswehen, sammle jetzt deine Kraft.«

Das tue ich.

Und dann geht es los. Die Presswehen setzen ein. Es tut nicht weh, aber es ist so stark!

»Jetzt pressen, Janna, pressen, wir können schon die Haare sehen!«

Ich versuche, von der tiefen Bauchatmung auf pressen umzuschalten. Die Hebamme erinnert mich, die Beine mit den Händen anzuziehen. Jetzt geht es leichter.

Und auf einmal passiert alles total schnell.

Ich presse ein paarmal und dann spüre ich, wie du kommst.

»Fühl mal, das ist der Kopf!«, ruft die Hebamme. Meine Hand wird nach unten geschoben, und ich kann dein Köpfchen anfassen. Irgendjemand ruft »hecheln«. Ich hechle.

Und dann legen sie mir dich plötzlich auf die Brust. Da bist du. Kleiner Drache, Minimopel, Sonnenfleck. Du bist da. Du bist so klein! Und warm und ganz glibschig. Du bist ein Junge. Aber das habe ich ja gewusst.

Du streckst deine Hände aus. Du schreist ganz laut. Kreischst. Dann greifst du unbeholfen nach mir und hältst dich fest. Du willst trinken. Ich sehe in deine Augen. Sie sind verschleiert aber voller Farben. In deinen blauen Augen tanzen kleine braune und grüne Flecken. Darin tauchen Bilder auf. Ich sehe sie. Die Tänzerin, den Hund, den Fisch, die krakelige Sonne und dann etwas Neues, ein neues Bild. Ich kann es noch nicht genau erkennen. Aber etwas ist da. In deinen großen blauen Augen mit den bunten Flecken. Mein Sonnenfleck.

Ob du wirklich so heißt? Nein, ja, irgendwie schon. Aber ich werde dir auch noch einen Namen geben für das Leben da draußen. Für alles, was mit den anderen Menschen zu tun hat.

Ich finde ihn schon für dich, ganz sicher.

Ravensburger Bücher

Mut zum Ich

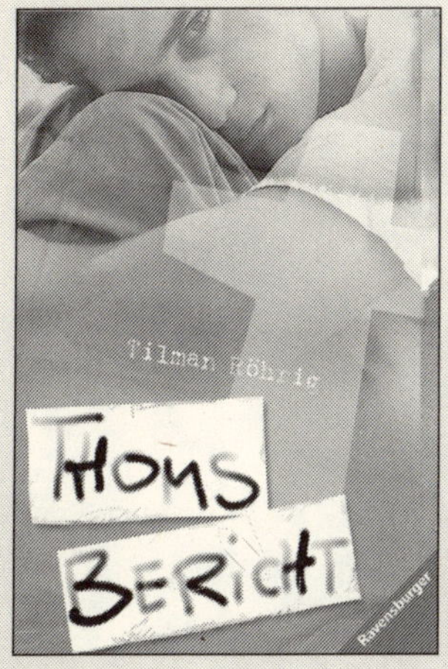

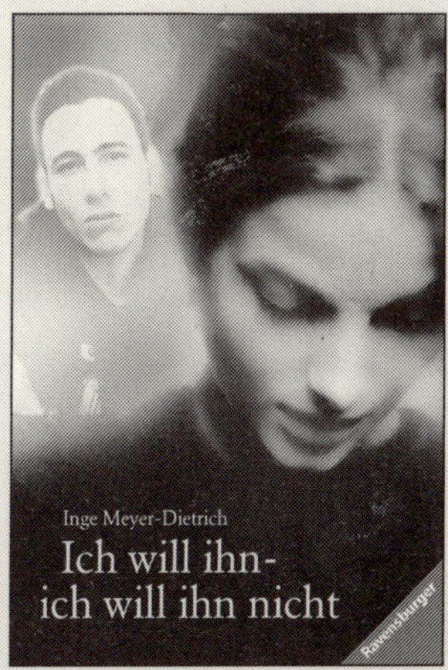

Tilman Röhrig

Thoms Bericht

Zwei Tage nach seiner Konfirmation tritt der Pastorensohn Thom aus der Kirche aus. Eine Abrechnung mit dem tyrannischen Vater. Ein Befreiungsschlag, den Thom erst wagt, nachdem er Susanne begegnet ist. Zum ersten Mal fühlt sich Thom respektiert. Jetzt kann er seinen Weg gehen.

ISBN 3-473-**58191**-7

Inge Meyer-Dietrich

Ich will ihn – ich will ihn nicht

Carolin will sich eigentlich nicht mit Schramme einlassen. Nicht mit diesem Typ, der so auf cool macht. Aber das Widersprüchliche an Schramme fasziniert sie auch: Mal ist er zärtlich, dann wieder distanziert. Mit der Zeit wird Carolin ihn und sich besser verstehen lernen.

ISBN 3-473-**58185**-2

www.ravensburger.de

Ravensburger

RTB_05_045

Ravensburger Bücher

Leben und Lieben

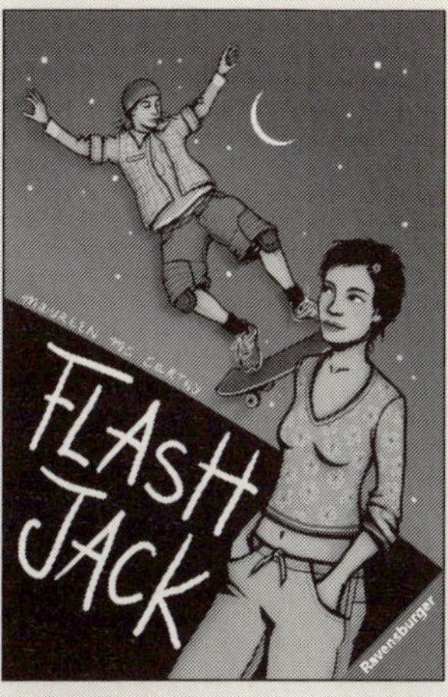

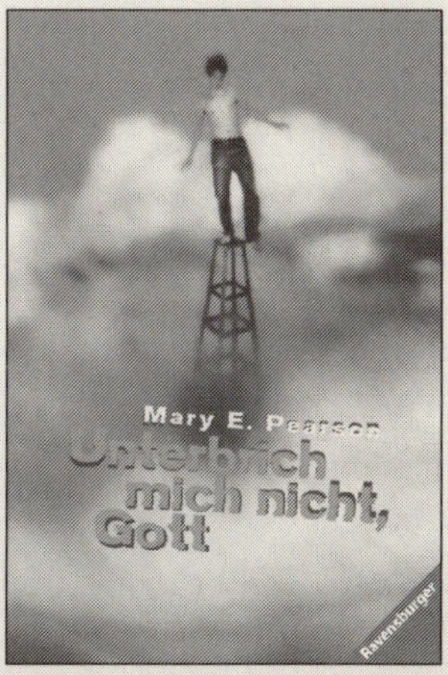

Maureen McCarthy

Flash Jack

Alles weg! Stereoanlage, Fernseher und – Jacks Skateboard! Diese verdammten Einbrecher. Ausgerechnet in den Sommerferien! Was soll Jack nun mit sich anfangen, umgeben von nervenden Brüdern? Da begegnet ihm Diana. Älter als er und geheimnisvoll. Eine, die sich über alle Konventionen hinwegsetzt. Und die doch so verletzlich ist. Das aber wird Jack erst klar als sie aus seinem Leben wieder verschwunden ist.

ISBN 3-473-**58193**-3

Mary E. Pearson

Unterbrich mich nicht, Gott

Dass er jemals im Himmel landen könnte, damit hat David nicht gerechnet. Und jetzt schon gar nicht! Er muss unbedingt zur Erde zurück! Da gibt ihm Gott eine Chance: Er fordert ihn zu einer Debatte heraus und David findet so viele Argumente wie die Ewigkeit Tage hat ... Noch ahnt er nicht, dass Gott ihn nur auf die Probe stellen wollte. Denn David hatte einen Unfall. Den hat er – überlebt!

ISBN 3-473-**58177**-1

RTB_05_028

www.ravensburger.de

Ravensburger